JN127144

絶対に
あきらめない
医学留学

著｜木村 聡

岡山大学病院 麻酔科蘇生科
（元 The Royal Children's Hospital
Pediatric Intensive Care Unit）

医師のための
研究留学,
大学院留学,
臨床留学

中外医学社

はじめに

　グローバル化の波に取り残されないためには，医療の世界においても世界を経験し幅広い視野を身につけた医師が求められるようになりました．留学に興味がある医師は多い一方で，留学を経験し，的確にアドバイスできる人は多くありません．また，しばしば閉鎖的な日本の医療界では，そのような経験を持つ医師とコンタクトをとることが時に難しく，医師の留学に関する情報やアドバイスを得ることさえ簡単なことではありません．

　私はある出来事を契機に，30歳を過ぎてから海外留学を目指すようになりました．当初はアメリカでの臨床留学が目標でしたが，周囲に相談できる人もおらず，大した計画を立てられず渡米を試みました．アメリカの医師国家資格は取得したものの，様々な壁にぶつかるとともに，一度は夢半ばに帰国してしまいました．しかし，夢を諦められず，再渡米しハーバード大学大学院に進学，オーストラリアで臨床留学も経験しました．

　私の医師（留学）人生を振り返ってみると，多くの挫折を経験し遠回りをしてきた訳ですが，留学に関する情報の欠如もその一因だと考えています．前述のとおり日本の医療界は閉鎖的ですし，失敗談をシェアし合う雰囲気も欠けています．そこで，私の経験や失敗談をシェアすることで，これからの未来ある医師たちの助けになればとの思いで，ブログ（https://mmbiostats.com）を運営してきました．嬉しいことに，ブログの読者は増え続け，最近ではブログを見たという若い医師や医学生から頻繁に相談を受けるようにもなりました．

　これまで留学に関してさまざまな相談を受けていて感じることは，多くの医師は留学に対して漠然としたイメージしか持っていないということです．研究留学・大学院留学・臨床留学は，互いに全く異なるものであるにも関わらず，「どれでもいいから留学したい」といった若い医師も少なくありません．私もそうでしたのでよくわかりますが，これでは通常，一度しかない留学のチャンスを無駄にしてしまいます．そして，そのような医師たちの手助けになるのが，本書であると確信しています．

本書では，これからの未来ある医師が，留学に関して具体的なイメージを持つことができるような，有用な情報を記載しました．私の行動や経験談が刺激となり，何か少しでも今までと違うアクションにつながれば，私にとってこれ以上ない幸せです．

　　2021 年 1 月
　　　　　　　The Royal Children's Hospital, Pediatric Intensive Care Unit
　　　　　　　　　　　　　　　　　　　　　　　　　　木　村　　聡

目　次

第 1 章　留学と私

第 2 章　研究留学

第3章　大学院留学

第4章　臨床留学

CHAPTER 1 ✈

留学と私

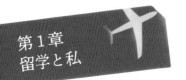

私が留学に興味を持った日

海外に興味のなかった学生時代・研修医時代

　　海外への留学に興味を持つ人の中には，学生時代より USMLE（United States Medical Licensing Examination）といった海外の医師国家試験対策を開始している人が一定数います．私の周囲にも，学生時代にすでに USMLE に合格したという同期が数人いました．一方，私は**海外に全く興味がなく，海外に行くために初めてパスポートを作ったのも大学6年生の実習時**でした．学生時代は，"USMLE" なんて言われても，何のことだかさっぱりわかりませんでした．

　　卒業後は，三次救急病院での多忙な研修医時代が始まりました．アメリカの大学病院と定期的な交流があった研修病院でしたが，私の日本好きは変わりませんでした．

- ・「日本の医療は世界トップレベル」
- ・「日本人は器用で丁寧」
- ・「日本人は勤勉」
- ・「海外のやり方は日本では合わない」

Reference 5
私の研修医時代

私が研修した病院は，当時「年棒制」でした．1年間の給料が決まっており，何回当直してもプラスαの給料は発生しませんでした．しかし（だからこそ？），私の同期たちは我先に働いていました．どうせ給料が変わらないのであれば，できるだけ経験を積んで良い医師になった方が良い，そういった感覚だったのだと思います．

また，病院内に宿舎があり，田舎で遊ぶ場所も周囲になかったため，当直でなくても暇さえあれば救急外来や病棟に足を運んでいました．時間を見つけ，できるだけ多くの患者を診ることで，臨床能力を上げたいと思っている人が集まる，そんな研修病院でした．

そんな噂を真に受け，海外を見てみようという気はサラサラありませんでした．毎日臨床に没頭し，臨床能力を上げることのみを最大の目標とし，日々病院で同僚や患者と共に時間を過ごしました．

当時の私は，臨床能力が高いことが，医師として至高であり最大の栄誉であると考えていました．そして，日本で今後医師をする限り，**日本の病院で努力し続けることが必要十分条件であると思っていました**．しかし，今思えば，心のどこかで，海外の臨床留学に挑戦している人，自分が未知の分野で努力している人に対する嫉妬や，自分の劣等感のような感覚があった気がします．

初めての海外学会

私は卒後4年目に，大学病院の医局にレジデントとして入局しました．私が所属した大学では，"Early exposure"と称し，すべての若手医師が上級医と共に海外の学会に参加し，海外に早期（early）に曝露（exposure）されるという機会が設けられていました．私の場合も，発表者ではなかったにも関わらず，アメリカ麻酔学会やアメリカ集中治療学会に連れて行っていただきました．

その海外学会中のことでした．現地で活躍している日本人医師が一同に集まり，食事会を通じて触れ合う機会がありました．それぞれ働いている施設は違いましたが，皆アメリカやカナダで活躍している臨床医や研究者でした．そして，**あの場こそが，私の海外への興味を一気に引き上げる**ことになりました．

彼らは，とても輝いていました．自信に満ち溢れ，自分たちが置かれた環境について生き生きと語り合っていました．しかし，彼らと当時の私の年齢は，そんなに変わりませんでした．医師としてすでに4年目も終わる頃のことでした．**海外で活躍している同年代か少し上の日本人医師が，とても生き生き輝いていた（見えた）**ことを，今でも鮮明に覚えています．

私はそれまで臨床医として人一倍努力し，患者に向き合ってきたつもりでした．病院内に長く居残ることが良しとされたあの時代，他の人よりも長く

ベッドサイドで患者を診る努力をしていたと思います．正直，海外で活躍している日本人医師と比べ，自分の方が臨床的に優れていることはあっても劣っていることはないという自信がありました．それでも当時，私には，彼らの方が輝いて見えてしまいました．

アメリカ医師国家試験の受験を決意

それまで，海外で活躍しようとしている人を，心のどこかで嫉妬し，かつ否定していた私に，スイッチが入った瞬間でした．

「私も海外に行こう」

英語は全くダメな私です．学生時代も全く英語を使わず，医師になっても臨床だけ．海外には目もくれず，むしろ海外を否定してきた人間でした．**すでに医師 5 年目も間近に迫り，もうすぐ 30 歳になろう**という冬のことでした．突如，海外に行きたい，海外で臨床をしたい，と思ってしまったのです．

現地の日本人医師たちとの食事会をしたその日の夜のことです．ホテルに帰り，熱冷めやらぬまま，インターネットでアメリカ医師国家試験の対策本を購入しました．そして，帰国と同時に勉強を開始しました．

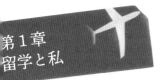
一度目のアメリカ留学と夢破れた理由

一度目の留学と帰国

　　アメリカで臨床医として働くためには，アメリカ医師国家試験に合格しなければなりません．詳細は後述しますが，（当時の）アメリカ医師国家試験には Step 2 CS といって医療面接を行う，英語が苦手な日本人には最難関といっても過言ではない試験がありました．しかし，当時の私の英語力は，特に会話（スピーキングとリスニング）に関しては酷いもので，本物の患者や医療従事者相手に仕事ができるレベルでは到底ありませんでした．

　　そこで私は，日本で Step 2 CS 以外の試験の対策・受験の後，研究留学として渡米し現地で英語能力を鍛えて Step 2 CS を受験する，という戦略を立てました．そして，当時の上司から研究留学先を紹介してもらい，渡米後数カ月で無事 Step 2 CS にも合格することができました．

　　しかし，渡米後1年という短期間で，私は日本に帰国してしまいました．理由はいくつかありますが，夢破れ帰国した，というのは間違いないでしょう．

失敗こそシェアすべき

　　海外で臨床医として働くことを夢見て対策を開始し，研究留学として渡米した後，アメリカで臨床するために必要な ECFMG（educational commission for foreign medical graduates）certification を取得することもできました．しかし，アメリカで臨床医として働かぬまま帰国してしまい，アメリカでの臨床留学という夢は現時点では叶えられていませんし，今後も達成する予定はありません．

ただ，せっかく夢破れたのであれば，その理由を考えシェアすべきですよね．「失敗こそシェアすべきである」とは，私の研修病院のモットーです．なぜ私はアメリカで臨床医として働けなかったのでしょうか．

USMLE のスコアが低い

後述しますが，私のアメリカ医師国家試験である USMLE（united states medical licensing examination）は低スコアです．しかし，USMLE のスコアは就職にとても重要と言われています．（低得点であっても）合格してしまうと，ある一定期間再受験はできないため，一発で，かつ高得点で合格する必要があります．では，なぜ，私のスコアは低かったのでしょうか．まずはその理由から考えてみます．

第一に，言い訳にならないかもしれませんが，私は**そもそも高得点を狙っていませんでした**．当時，日本ですでに専門医資格を保持していたことから，アメリカでレジデントから始める気は全くありませんでした．臨床するための資格（ECFMG certification）をできる限り早く取得し，コネを使ってアメリカでサブスペシャリティのためのフェローを経験する，というのが私の目的でした．レジデンシーほどではないにしても，フェローであってもスコアは大事なのですが，私の場合は USMLE に合格することを最優先としてしまい，スコアは気にしていませんでした．最初の目標設定が低かったことそのものが，敗因の一つとして考えられます．

第二に，**模試を受けなかった**ことが挙げられます．前述の通り，スコアを気にせず合格のみが目標であったため，実は本番前に USMLE の模試を1回も受けませんでした．本気でアメリカで臨床医として働きたい人で，USMLE の模試を受けたことがない人なんて，あまりいないのではないでしょうか．少なくとも，私の周囲で真面目にアメリカのレジデントを狙っている人は皆，本番前に模試を何回か受けていました．そしてその結果が悪ければ，本番の日程を後にずらし，より一層勉強に励んでいました．

日本の大学入試であっても，医師国家試験であっても，普通は「模試」を受けますよね．しかし，こと USMLE に関しては，私は1回も模試を受けて

いません．ここでも，高得点を狙っていない，いわゆる「ナメて」かかった姿勢が浮き彫りになりました．**少しでもまともな点をとりたいのであれば，模試は受けるべき**でしょう．

　第三に，**試験の順番や対策期間**も低スコアの原因として考えなくてはなりません．私は当時，すでに5年近く臨床にどっぷり浸かっていたので，基礎医学の試験であるStep 1よりは臨床医学の試験であるStep 2 CKの方が取り組みやすいと思い，Step 1より先にStep 2 CKを受験しました．結果，たしかに臨床医としてはStep 2 CKは取り組みやすく，そこまで辛い勉強せずとも合格することができました．

　しかし，後々，Step 1まで受験してみてわかったことは，**Step 2 CKにもStep 1の知識がある程度必要**，ということでした．Step 1から勉強し受験していれば，Step 2 CKの得点は上がっていたと思います．また，Step 1とStep 2 CKは数カ月以内に受験しましたが，そこからStep 2 CSの受験までに3年ほど時間が空いてしまいました．そのため，Step 2 CSのためにUSMLEに関する知識や英単語を覚え直さなければならない，という事態に陥ってしまいました．完全に二度手間です．できることなら，**Step 2 CKとCSの受験日時はあまり離さない方がよい**でしょう（2021年1月，新型コロナウィルス感染症の影響でStep 2 CSの廃止が発表されました）．

コネクションがない

　やはりコネクションはとても大事ですが，私の場合，コネクションもありませんでしたし，コネクションを作るだけの努力も足りませんでした．「コネを使うなんて……」などと考えている人は，アメリカでは損をします．**コネとは，USMLEのスコア以上に重要な，そして誰もが認める立派なアピール材料**です．

　私が留学していた大学病院のラボには，夏休みや冬休みになると多くの学生がボランティアに来ていました．皆，そこの医学部に入学したい学生や，その大学病院でレジデントをしたい医学生たちでした．データ集めや文献集めなど，何でも手伝ってくれました．少しでも自分たちの入試やマッチング

に有利になるよう，必死でコネを作ろうとしていました．逆に，当時私の手伝いをしてくれていた学生は，私がアメリカでコネを生み出せる人ではないとわかった途端，スーッと私から離れていきました．

　コネを作ろうと，皆必死で頑張っています．もし何かしらのコネがあるのであれば，それを利用しない手はありません．コネは使うのが当たり前で，使っても誰も文句を言いません．郷に入っては郷に従え．綺麗事を言っていたら負けます．

　時々，海外で成功している人の中で「私の実力でここまで来た」という人がいますが，それは間違っています．少なからず自惚れがあります．**組織やシステムに入るためには，表や裏で誰か他人の力が働いている**ことがほとんどです．たとえその人の努力でコネを掴み取ったとしても，コネはコネです．他の誰かが最後の一押しをしてくれていたのです．ただし，一旦その組織やシステムに入ることができたら，あとの活躍はその人の頑張り次第です．

論文数が少ない

　アメリカで臨床医として働くためには，**研究や論文数も大切**になってきます．留学時代のボスは，

> アメリカのレジデントになるためには（共著者でもよいから）
> ・ネイティブは1本
> ・外国人医師（International Medical Graduates：IMGs）は10本
> の論文が必要である．

と言っていました．真偽のほどは知りませんが，一つの目安だと思います．当時の私は1本しかなかったので，ダメですね．

　ただし，日本人は比較的マッチングに成功しやすい印象もあります．私の知り合いでマッチした日本人で，マッチング当時に10本も英語論文を書いた人は（若手では）ほとんどいません．逆に10本あれば，随分と有利に働くのではないでしょうか．

早々に帰国してしまった

　最後になってしまいましたが，**私がアメリカで成功しなかった最大の理由は，さっさと帰国してしまったこと**だと思います．（臨床留学を夢見ていたオハイオ留学時代の）アメリカ滞在期間は，たったの1年間でした．

　では，なぜアメリカにいないことが不利に働くのでしょうか．第一に，アメリカにいないと**最新の情報が手に入りにくい**ことが挙げられます．アメリカで成功している人たちの多くは，「アメリカに居座れば何とかなる」と口を揃えて言います．留学先の研究室なり，アメリカに居続ければ常に最新の情報が転がってきます．**突然レジデントやフェローが何らかの理由でプログラムからドロップアウトすることも度々**あります．そのような急遽人員を補充したい時，まず声がかかるのは，その施設内の人物です．もし日本人であり何らかの専門的トレーニングをすでに修了しているのであれば，なおさらチャンスありです．このような時に日本にいては，まず声はかからないでしょう．

　第二に，**コネクションを作るためには，ある程度の時間が必要**です．短期間ではその人の本当の姿は見えません．そのラボで時間をかけて信頼を勝ち取った人の方が，何かの機会に推薦してもらいやすいと言えます．コネとは一朝一夕でどうにかなるものではありませんので，ある程度長期的に頑張るのが大事です．

　言い訳にもなりますが，当時の私はすでに卒後約10年．麻酔と集中治療の専門医資格を持っており，妻も仕事をしていました．その日本での生活・収入を捨てアメリカで生活することは，簡単なことではありませんでした．アメリカで働けるようになるまでは給料はありませんし，運良くフェローになったとしても，給料はたかが知れています．子供もいる状況で，妻のキャリアを犠牲にし，私の夢だけを求めて何年もアメリカに居座る勇気も決意もありませんでした．

番外編：（アメリカでは）フェローから開始できるプログラムは少ない

　前述のように，私の目標はアメリカで（レジデントではなく）フェローをすることでした．しかし，インターネットで検索するとおわかりになるように，**アメリカのフェロープログラムのほとんどが，同国でレジデントを修了している医師を対象**としています．すなわち，私のように日本で専門医まで終わっているからといって，アメリカでレジデントをスルーしてフェローとして働くことは簡単ではない，ということです．

　これには，近年のアメリカ事情も関与していると考えられます．アメリカ国内では移民に対する敵対感情が強くなっており，国内の比較的人気の高い職業やポジションは，まずはアメリカ人に振り分けられるべきだと言う意見が増えてきています．アメリカ国内でレジデントをせずにフェローから働くという方法は，年々難しくなっています．

　一方で，フェローから始めることが不可能と言っている訳ではありません．そこはアメリカですので，**コネ次第で抜け道はいくらでもあります**．そのようなポジションはネット上で公開されていないだけで，病院なり研究室なり，アメリカの組織内に居座ればそのような情報は自ずと耳に入ってきます．私の知り合いにもそうやってフェローとなった人がいますし，ハーバード大学に留学中に上記のような「私の夢破れた話」を現地の医師にしたところ，「探せばいくらでもそのようなポジションがあるよ」「今からでも遅くないからやってみれば？」といった助言もいただきました．

　本項では，私がアメリカで夢破れた経緯をシェアしました．アメリカで臨床留学に興味のある人は，是非とも私の失敗談を参考にしてください．

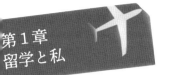

それでもなぜ再挑戦したのか

二度目の留学への挑戦 〜大学院留学〜

　前述の通り，アメリカで臨床医として働くという夢は叶えられませんでしたが，当時所属していた研究室で，**医師が疫学・医療統計学の知識を持つことの重要性**を感じ始めていました．そして，**ヒエラルキーのトップに君臨しているごく一握りのインテリ層が社会全体を管理し運営しているアメリカにおいて，公衆衛生学という分野で世界をリードしている大学院でその教育を受けてみたい**，そう考えるようになりました．

　帰国したのは良いものの，日本の医師の大半は仕事と雑務に忙殺されていますし，私もその例外ではありませんでした．また，海外では医師による公衆衛生学修士や経営学修士などのサブスペシャリティが重宝される中，日本ではそのような医療以外のサブスペシャリティを取得する人はまだまだ少数派で，理解されにくい領域でもありました．

　日々の業務に追われ人生や目標について考える時間が少なくなると同時に，周囲に理解されにくい目標に向かって準備し続けることは簡単なことではありません．私も，何も考えずこのまま日本で仕事をしていけば良いのではないかと思うことも多々ありました．

　しかし，**「自分はアメリカで負けた」という屈辱**はくすぶり続けていましたし，幸い夢を応援してくれる存在が周りにいたため，何とか諦めずに気持ちを保つことができました．そして，家族の協力もあり，第一志望であったハーバード公衆衛生学大学院に合格することができ，第二の留学人生への挑戦が決まりました．大学院留学の詳細に関しては第3章でシェアしていきますので，楽しみにしていてください．

三度目の留学への挑戦　〜臨床留学〜

　研究留学と大学院留学を経験し，留学への挑戦は終わり，今後は臨床研究という分野で活躍していくはずでした．研究留学で世界の臨床研究の流れを肌で感じ，大学院留学で具体的な手法を学びました．あとは日本でアウトプットし，実績を積み重ねなければならない時期でもありました．

　そんなある日，私にオーストラリアでの臨床留学の話が持ち上がりました．上司の一人が，私が臨床留学に興味があるならコネを使って口を利いてくれると言ってくださったのです．

　臨床留学は，そもそもの夢でした．しかし，年齢も 40 歳が見え始め，周囲からはいい加減やりたいこと・やるべきことを限定し，得意分野をもっと磨いた方が良いとのアドバイスをいただきました．ここで臨床留学をすると，結局どの分野でも何一つ秀でることができず，医師の「キャリア」としてはメリットよりもデメリットの方が大きいのではないかといった，全くもって妥当な意見でした．

　それでも，私は臨床留学を選んでしまいました．一つは，**やはり自分は臨床医でありたかった**ことが挙げられます．研究や統計学，プログラミングなど，勉強すればするほど時間を忘れるほど楽しい分野でありましたし，臨床と違って「答え」があることが何よりも新鮮でした．しかし，さまざまな病気を自ら経験し医師を目指した私にとって，臨床医であることは特別なことでした．簡単に捨てることのできない職業でした．そして，臨床医として働き続けるのであれば，そもそもの夢である臨床留学を経験したい，しかもそのチャンスが目の前にあるのであれば，ぜひとも掴みたい，と思いました．**たとえキャリアが傷ついたとしても，人生の後悔はしたくありませんでした**．

　そうして，再帰国を経て，今度は三度目の留学に突入したわけであります．こちらに関しては，第 4 章でシェアしますので，少々お待ちください．

COLUMN

アメリカで救急車を呼ぶ〜その①〜

実は私，アメリカ留学中に2回救急車を呼んだことがあります．今回は，体験談のパート①です．

ちなみに，アメリカで救急車を呼ぶには，911に電話をかけます．「コール，ナインワンワン」が，合言葉です．急変時って意外に番号が思い出せなかったりしますよね．しっかり覚えておいてください．911です．

小麦アレルギーの息子

私の長男は小麦アレルギーがありました．離乳食を開始した時，パンを食べさせたら顔がパンパンに腫れ上がった，結構本気のアレルギーです．以来，小麦は完全に遮断，アメリカでもグルテンフリーで生活していました．

アメリカは小麦社会です．しかし（だからこそ？），小麦アレルギーに対してのサポートは非常に整っています．大体のレストランには小麦アレルギー用のメニューが置いてありますし，スーパーでもグルテンフリーコーナーというものがあります．小麦アレルギーという点においては，アメリカは日本よりも数段暮らしやすい国でした．

ある休日の朝

いつものようにグルテンフリーのパンを当時1歳半の息子に食べさせていたところ，咳が始まり，急に不機嫌になりました．寒い夜だったので，風邪をひいたのかな，と思い，とりあえず食事は終わりにして洗面所に連れて行きました．そこで聞いたあの音……

「ヒュー，ヒュー，ヒュー」

一気に寒気が走りました．急いで食べたパンのパッケージを見てみると，そこには「グルテンあり」の文字が．

小麦アレルギー持ちが，パンを食べ，その最中からの喘鳴……これは……アナフィラキシー（注：アレルギーの最重症型で，命に関わる状態）ではないか！

一刻の猶予もありません．すぐに911に電話をかけました．やり取りは日本とそんなに変わりません．年齢や状況を説明，住所を伝えるだけです．数分後，救急車と救急隊員2人がやってきました（といっても，消防車みたいな車でしたが）．

エピネフリン

状況を説明すると，すぐに彼らはわかってくれました．

「アナフィラキシーだね．エピネフリン（注：緊急の蘇生薬）を投与しよう！」
「どのくらいかな．0.3 mg かな」

まだ1歳半の息子にその量は多いだろ，と思い，

「That's too much」

と言いましたが，救急隊員が，見ず知らずの一般外国人の意見に耳を傾けるはずがありません．

「That's fine」

の一言で押し通されました．一刻も早くエピネフリンを投与して欲しかった私は，投与が遅れて死ぬことはあっても，その量を投与して死ぬことはないだろうと思い，それ以上何も言いませんでした（言えませんでした）．

病院に着くと

救急車で10〜15分程度走り，救急病院に到着しました．そこでやったことは，経過観察のみ．エピネフリンを投与した今，もうするべきことはないと判断したのでしょう．

驚きでしたね．日本では，アナフィラキシーに限らず，救急車で来たそれなりの重症患者は，ほぼ全例で採血し，静脈路を確保します．アナフィラキシー反応は二峰性にくることがあるため，病院によっては一泊入院が原則になります．

しかし，そこはさすがアメリカ．無駄なこと，お金がかかることは，可能な限り省きます．静脈ラインもとらず，採血もせず．症状が落ち着いたため，2〜3時間経過観察しただけで帰宅となりました．

帰り道

迎えに来てもらうため，家で待機していた妻に電話をかけると，

「車が動かない」

何ですって??

寒さのせいか，バッテリーが上がってしまったらしいのです．何というタイミングの悪さ．救急車に乗って病院に行ったため，帰る手段がありません．オハイオの田舎にある救急病院だったので，周囲に何もありません．

救急車で10〜15分の距離か．もう歩くしかない！30分か？ 1時間か？ 2時間か??

決心した私は，病院のWi-Fiで病院から家までの地図を写真に収め，息子を抱えて歩き始めました．当時留学貧乏生活でお金を切り詰めて生活していたため，携帯電話もインターネットが使えない電話のみの契約でした．ですので，GPSを使ったナビなども使用不可でした．

今思えば，なんて無謀なのでしょう．1歳半といえども，10 kg以上ある息子を抱えて数時間歩こうだなんて，阿呆としか言いようがありません．

20分ほど歩き，病院も見えなければ他の建物も見えなくなり，ただひたすら田舎道を歩いている私．昼間ではありましたが，だんだんと不安になってきました．本当に帰れるのだろうか．

しかし，そんな阿呆な私を見かねたのか，神様が助け舟を出してくれました．一台の救急車（消防車）が通り過ぎたかと思えば，急に停止しました．

「Hey! お前，家に帰るのか??」

見ると，救急隊員が救急車から顔を出して叫んでいます．そうです．さっき運んでも

らった救急車です.

「だったら乗せてってやるよ. 俺らも今から帰るから, お前ん家寄ってやるよ」

アメリカ人, 万歳!! 涙が出るほど嬉しかったのを覚えています. 日本では考えられませんよね. こんなことをした日には, 私的な使用だの何だのと, 大問題になりかねません. いろいろあれど, 人一人の命を救ってもらった, ありがたい経験でした.

感想

医療についてですが, コストや効率を重視したアメリカでは, 日本の常識が通用しません. アナフィラキシーという重症に, 採血もラインもとらず, 数時間で帰宅という, 日本の医療では考えられないものでしたが, 考えようによってはこのような方法もアリなんだな, とも思わされる経験でした.

そして何よりもアメリカ人の人間性. アメリカはたしかに差別が存在しますし, 私も少なからず嫌な思いをしたことがあります. 一方で, 日本では考えられないような優しさに出会える国でもあります. 日本人が, マナーのような丁寧な優しさを持っているのに対し, アメリカ人は雑ですが心の底からの優しさとおおらかさを持っている, そんな印象です.

ちなみに, 後日請求書が届きました. 救急車使用＋救急外来受診だけで, 数十万円の請求でした. みなさん, 海外保険には絶対に入っておきましょう.

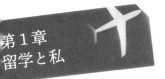

留学と試験

留学に必要な試験

　留学には，その内容によって試験が必要となることがあります．それぞれの試験内容や対策についての詳細は後々解説するとして，本節ではそれぞれの留学に必要な試験について大まかに分けてご紹介したいと思います．

臨床留学

　臨床留学に必要となる試験は，国やポジションによって異なります．たとえば，アメリカで臨床医として働くためには，前述した USMLE というアメリカ医師国家試験を受験しなければなりません．USMLE には Step 1, Step 2 CK, Step 2 CS, Step 3 という4つの試験から構成されます．アメリカで医師として臨床業務を行うためには，これらのうち，Step 1（主に基礎医学），Step 2 CK（主に臨床医学），Step 2 CS（医療面接）に合格し，ECFMG (Educational Commission for Foreign Medical Graduates) certification という資格を取得する必要があります（※ 2021 年1月，新型コロナウイルス感染症の影響で Step 2 CS の廃止が発表されました）．

　それに対し，カナダやオーストラリアで一定期間臨床行為をするだけであれば，必ずしも当該国の医師国家試験を受験する必要はありません．世界各国，日本の医師免許で代替可能なケースも少なくありません．ただし，現場で働くためには現場での生きたコミュニケーションが必要になりますので，言語の試験の受験とある一定以上のスコアを要求されることが多くなります．英語に関しては，アメリカ英語の試験である TOEFL (Test of English as a Foreign Language) やイギリス英語の試験である IELTS (International English Language Testing System) が有名であり，世界各国で受験可能です．

大学院留学

　大学院留学をするためには，まずは各大学院の受験資格を満たした上で，入学試験に合格する必要があります．入学試験といっても，私たちが想像するような試験会場に向かい一斉に受験する，といった日本の入試のようなものではありません．共通試験をあらかじめ受験し，その結果を大学院に提出する，という形式の大学院が多いです．

　国や大学院の種類によって異なりますが，アメリカ，イギリス，オーストラリアといった英語圏の大学院では臨床留学同様の英語の試験が課せられ，受験資格として最低ラインが設定されています．以前は，アメリカ系はTOEFL，イギリス系は IELTS といった住み分けがされていましたが，最近ではどちらの試験結果も使用可能であるケースが増えています．ただし，受験資格である合格最低スコアは個々の大学院によって異なります．

　大学院留学では，英語の試験に加えて GRE（Graduate Record Examination）や GMAT（Graduate Management Admission Test）といった試験が必要になることがあります．簡単に言えば国語や数学のような試験になっており，大学院によって提出可能な試験が決まっています．英語の試験は留学生にのみ課せられるのに対し，これらの試験は全受験生が受験しなければならず，すなわち国内のネイティブも受験します．

　前記のような試験は日本国内でも受験可能であり，しかも年に複数回受験することも可能です．個々の大学院が設定した受験資格をクリアし次第，大学院受験を申請し審査されることになりますが，大学院によっては「面接」というある意味での試験が追加で課せられる場合もあります．

研究留学

　「研究留学は，臨床留学や大学院留学と異なり，研究室との個人契約で在籍可能であることから，何の試験も受験せずとも留学することは可能です．実際，私の初めての留学は研究留学でしたが，採用に際し何の試験結果も提出しませんでした．ただし，研究留学といっても最低限のコミュニケーション

は必要となることから，研究室によっては前述のようなTOEFLやILETSの
スコア提出を求め，採用基準として使用されることもあります．

　このように，留学の種類や留学先によって，必要とされる試験は異なりま
す．私が経験した試験やその対策については，本書でも紹介していますので，
ぜひご参照ください．

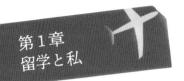

30歳からのアメリカ医師国家試験 (USMLE)

当時の目標

　私は医師5年目になって初めて海外留学というものに興味を持ち，そこから初めてアメリカ医師国家試験（USMLE）の勉強を始めました．USMLEを受験した人の多くが学生の頃から何かしらの対策をしているのに対し，30歳を過ぎて勉強を開始した私は比較的遅い方ではないでしょうか．

　目標は，USMLEを合格してアメリカで臨床医として働けること．Step 2 CSの受験時には日本で麻酔と集中治療の専門医であったことから，アメリカでわざわざレジデンシーからやり直すつもりはありませんでした．そこでとった**当初の戦略は，さっさと ECFMG certification（USMLE Step 1, Step 2 CK, Step 2 CS）を取得し**，コネを使ってアメリカでフェローを1年ないしは2年程度経験してから日本に帰国する，というものでした．ECFMG certification を取得することが最優先でありスコアは気にしない，というのが当時の私の考えていたことです．

私のスコア

　月10回以上の当直をこなす普通の麻酔・集中治療医でしたが，**臨床の合間に勉強を始めて1年未満に Step 1 と Step 2 CK に，そして研究留学中に Step 2 CS にも合格**し，アメリカでの臨床行為が許される ECFMG certification も取得しました．あまり自慢できるものではありませんが，以下が私のスコアです．

> ・USMLE Step 1: Score 222
> ・USMLE Step 2 CK: Score 219
> ・USMLE Step 2 CS: Passed

　「海外の臨床を経験してみたい，でも USMLE の受験はちょっと……」と二の足を踏んでいる医師は，少数ではないと思います．**私も USMLE を受験する以前，さまざまな体験記を読むたびに，「あぁ，大変そうだな」と感じ，勉強する気が削がれていました**．そんな方へ

『（スコアを気にしなければ）USMLE の合格は難しくない』

とメッセージを送る意味も込めて，それぞれの試験における私の勉強期間と対策，当日の感想などをご紹介したいと思います．

Step 2 CK: 勉強期間 6 カ月

　当時，すでに 5 年近く臨床にどっぷり浸かっていたので，基礎医学の試験である Step 1 よりは臨床医学の試験である Step 2 CK の方が取り組み易いと思い，Step 2 CK から受験することにしました．勉強期間は，対策本を勢いで購入してから 6 カ月．**時間をかけても日常業務に忙殺され気力が削がれ，暗記したものを忘れてしまうといった非効率性を考慮し，受験を志して早々に試験日を予約し，それに合わせて試験勉強**をすることにしました．

　以下が，私が使った参考書や問題集です．

① イヤーノート（Year Note）

　言わずと知れた，日本医学生のバイブルです．学生の頃に使ったイヤーノートを引っ張り出し，問題集を解きながら医学英単語をイヤーノートにどんどん書き足していきました．Cystic fibrosis といった，日本の医師国家試験ではほとんど出ないような疾患がいくつかありますが，多くは日本の知識で問題なく対応できます．日本の医学用語に対応した英単語を覚える作業の繰り返しでした．

② Blueprints Obstetrics and Gynecology

　　産婦人科に関しては，日本の国家試験の知識ではやや足りないため，この参考書を購入し，追加で勉強しました．

③ First Aid for the USMLE Step 2 CK

　　後述する本書の Step 1 用版が素晴らしい本であるのに対し，Step 2 CK のそれはあまり良い参考書ではありません．ただ，アメリカでは麻薬中毒などの薬物乱用が問題となっているため，USMLE でもそのような中毒系の設問が数多くあります．このような追加の部分だけ，First Aid を使って勉強しました．

④ BRS Behavioral Science

　　日本では習いませんが USMLE では「行動科学」に関する問題が出題されます．私も対策として上記の本を購入しましたが，結局やりませんでした．

⑤ Kaplan QBank

　　イヤーノートを使いながら，私がはじめに解いた問題集です．USMLE がどんな試験なのか，日本の医師国家試験の知識＋英語でどの程度解けるものなのかを把握するためには，まずは一冊解くことをおすすめします．

⑥ USMLE World（UWorld）

　　私の場合，残りは USMLE World（UWorld）というオンライン問題集を解くのみでした．本番の問題形式や難易度とほぼ同じですので，非常に良い問題集だと思います．かなりの量があるため，私の場合は 2〜3 周をこ

Reference ⑤
私の試験当日

パソコンに向かい，1 ブロック 40 問を計 7 ブロック解きます．1 ブロック 1 時間×7 ブロック＋休憩時間として計 45 分が与えられますが，この休憩時間はどのように使っても構いません．連続して 6 ブロック解いて 45 分休んでも良いですし，ブロック間に毎回 7 分程度休んでも構いません．

私は調子に乗って最初の 4 ブロック程度休憩なしで連続して突っ走ったところ，頭が全く働かなくなり，問題文が全く入ってこないという状態に陥ってしまいました．休憩や糖分は大事です．適度に栄養を補給し休憩しながら次のブロックへ進んでいきましょう．

なすのが精一杯でした.

　勉強開始から6カ月後，初めてのUSMLEの試験を受験しました．東京と大阪に受験会場があります．受験の申し込み方法は，プロメトリックのウェブサイトに記載されています．試験結果は，3週間後の水曜日，日本時間で言えば水曜日の夜中から木曜日の朝にかけて，メールで届きます．木曜日の朝起きたらメールが届いている，といった感じになります.

　私のスコアは前述の通りです．決してよいスコアではありませんが，アメリカでフェローをするために**ECFMG certification を取得する，という目標には一歩近づいた瞬間**でした.

Step 1: 勉強期間4カ月

　Step 2 CK に合格したので，調子に乗って，Step 1 の受験日を4カ月後に予約してしまいました．Step 1 は基礎医学が中心であり，勉強するのは日本の国家試験以来でした.

　使用した参考書と問題集は，以下の2つだけです.
① First Aid for the USMLE Step 1
　Step 2 CK の First Aid は対策本としては不十分な参考書ですが，Step 1 の First Aid は素晴らしい本であり，正直これ一冊やれば合格できます.

② USMLE World
　上記の First Aid をベースとして，UWorld を解いていきました．Step 2 CK と同様，2〜3周のみしか解きませんでした.

　約4カ月の受験勉強を経て Step 1 を受験しました．試験形式は Step 2 CK と同じです．同じ轍を踏まぬよう，Step 1 ではブロック毎に休みを小分けして解いていきましたので，CKのような苦しい一日にはならずに済みました.

　海外留学に興味を持ち，USMLE の勉強を始めて11カ月後のことでした．ついに Step 1 と Step 2 CK に合格し，ECFMG certification まで残すところ Step 2 CS のみとなりました.

Step 2 CS: 対策期間 4 カ月

　Step 1 と Step 2 CK に合格したのは良いものの，私の英語力は酷いものでした．特にスピーキングとリスニングが大の苦手であったため，医療面接で模擬患者を実際に相手にする Step 2 CS に合格する自信は全くありませんでした．

　そこで私が考えた対策は，取りあえず渡米し，現地で英語力を鍛えつつ Step 2 CS を受験する，というものでした．**アメリカに研究留学できたのが Step 1 や Step 2 CK を受験してから 3 年後**でしたので，ある程度**ブランクを経て USMLE の対策を再開**したことになります．

　対策は以下の通りです．新型コロナウイルスで中止となった今，もはや不要な情報かもしれませんが，もしものことを考え，念のためシェアしておきます．

① First Aid for the USMLE Step 2 CS

　私の場合，留学先の研究室が世界各国からアメリカでのレジデンシーを求めて医師が集まるようなラボでしたので，そこの同僚ですでに Step 2 CS に合格している人に練習を付き合ってもらっていました．**毎朝，First Aid に書いてあるケースを 1 症例ずつ，同僚に患者役をお願いし，実際の試験のように医療面接から身体診察に至るまで練習**していきました．

　このような環境や友人がいたことは本当に恵まれていたと思います．しかし，日本に住んでいても，現在ではスカイプなどで世界各国の人と会話できます．"USMLE forum" といった USMLE の受験対策を行っている人々が集まるインターネット上のコミュニティもあり，Step 2 CS の練習相手は比較的簡単に見つけることができます．

② カプラン（Kaplan）の Step 2 CS 対策コース

　試験 2 カ月前には，ニューヨークまで行ってカプランの Step 2 CS のためのコースを受講しました．レクチャーと実際のワークショップがぎっしり詰まった数日間のコースで，値は張りますが，有用な情報満載でとても有用なコースです．**医療面接といっても所詮は試験ですので，採点基準というもの**

が存在します．カプランはその基準を知り尽くしていますので，特に私のような英語で会話ができないような人であっても，減点されないようなポイントを突いていくだけで合格できるような方法を教えてくれます．

③ 日本語禁止

　これはカプランのコースで言われて実践したことなのですが，コース受講後から試験まで，一切の母国語の使用を禁じました．すなわち，職場ではもちろんですが，**帰宅後も日本語禁止，相手が家族であっても英語で会話しなければならない**というルールを設けました．約 2 カ月弱の間，拙い英語のために夫婦間での会話が減った気もしないでもありませんが，お陰で「つい日本語が口から出てしまう」というミスを犯すことはなくなりました．

　Step 2 CS の受験会場はアメリカに数カ所あります．私の場合，外国人にはロサンゼルスが優しく受かりやすいという，本当か嘘か全くわからない噂を真に受け，わざわざカリフォルニア州まで受験しに行きました．試験は，手応えの有る無しどころのレベルではなく，特に最初の数症例は最悪の出来でした．自暴自棄になりそうでしたが，蓋を開けてみるとなぜか合格していました．おそらく，前記した通り所詮は試験のため，ロボットのように丸暗記し，ポイントポイントを押さえていけば，優秀なスコアではなくても合格ラインは上回るということなのでしょう．

まとめ

　たとえレジデンシーを狙っていないとは言え，低いスコアで合格のみを目標とすることに対しては，賛否両論あると思います．ただ，私が言いたいことは，**多忙な臨床医でも，そして私のような英語力のない人でも，比較的短期間で USMLE の Step 1 や Step 2 CK，Step 2 CS に合格できる**ということです．「難しい」「大変」といった先入観や噂に惑わされず，やりたいと思ったら挑戦してみることをおすすめします．

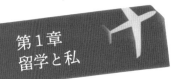

IELTS 攻略方法 ～前編～

IELTS と私

　ご存知，IELTS（International English Language Testing System）はイギリス英語の試験です．アメリカ英語の TOEFL（Test of English as a Foreign Language）と並んで，多くの臨床留学，研究留学，大学院受験，就職などの判断材料や受験資格として国際的に採用されています．

　海外に出てみたい！と思っても，**私のような純日本人で一昔前の英語教育を受けて育った人間にとって，高得点を取るのはなかなか厳しい試験**です．私も苦労しました（※ちなみに私，初めて海外に行ったのは大学 6 年生のときでした．昔ですが，英検 3 級に落ちたこともあります）．それでも大学院留学や臨床留学をするためには英語は避けて通れません．

　結果，苦しみましたが，臨床留学時には**無事にオールセクション 7.0 以上 ＆オーバーオール 7.5** をとることができました．

	リスニング	リーディング	ライティング	スピーキング	オーバーオール
2018	7.0	7.0	7.5	8.5	7.5

　勉強してわかったのは，やみくもに英語に触れてもダメだということ．**所詮は試験なので，勉強と試験対策が必要**です．

オーバーオールならリーディングとリスニングに焦点を

　IELTS を受験するに際し，大切なことはその目標スコアです．特に，**オーバーオール（平均）でいいのか，オールセクション（すべてのセクション）であるのか**は，非常に重要です．たとえば，IELTS のオーバーオールは繰り上げ方式なので，4 つのセクションのスコアがそれぞれ 6.5, 6.5, 6.0, 6.0 であれば，その平均は 6.25 になりますが，繰り上げるためオーバーオールは 6.5

になります.

　私のような昭和生まれの英語教育を受けた人間だけでなく, 日本人の多く
はスピーキングやライティングは苦手なことが多いです. この二つのセク
ションのスコアが伸び悩む受験生が多いようです. もちろん私もその一人で
す (もっとも, 私の場合はそれだけでなくリスニングもダメでしたが). そし
て, そのような日本人の傾向と, 私の経験を加味して言えることは,

**『オーバーオールスコアがほしければ, リーディングとリスニングを中心に
勉強せよ！』**

ということです.

　はじめて IELTS を受験したのが 2015 年. 当時は次頁のようなスコアでし
た. あとは現地で何とかなるだろう, と無謀にもそのまま研究留学しました.
日本人はほとんどいない留学先でしたし, 英語を使わなければならない機会
はそれなりにあったのですが, スコアは上がったり下がったりしました.
ハーバード公衆衛生大学院の受験資格である「オーバーオール 7.0」には程遠
いスコアでした.

Reference ⑤
大学院留学と英語

海外の大学院留学では, 英語が第一言語でない受験者は, 通常 TOEFL か IELTS のスコアを提
出しなければなりません.

たとえば, ハーバード公衆衛生学大学院では,

> The Harvard Chan School requires a minimum of 600 on the paper-based test, 250 on the
> computer-based test, and 100 on the Internet-based 4-part test (we prefer individual sec-
> tion scores of 23 or better).
> The IELTS will also be accepted with a score of 7.0 or greater.

と書いてありますし, ジョンズ・ホプキンス大学院でも「TOEFT iBT 100 または IELTS 7.0 以
上」と, 同じスコアが要求されています.

必要なスコアは学校によって異なりますが, **私の受験した大学院はすべて, (オールセク
ションではなく) オーバーオールスコアの提出**が求められました.

	リスニング	リーディング	ライティング	スピーキング	オーバーオール
2015	5.0	7.0	5.5	6.5	6.0
2015	5.0	6.5	6.5	7.0	6.5
2016	6.5	6.0	5.5	5.5	6.0

　そこで，英語に囲まれても伸びないライティングとスピーキング（研究留学だったので，英語で論文を書いていましたし，同僚とは毎日英語で話していました）を諦め，**リーディングとリスニングで点数稼ぎをする戦略に変更**しました．たったそれだけで，全然違うスコアになりました．ライティングとリーディングの低スコア分を，完全に相殺し，当時の目標であったオーバーオール7.0をクリアしました．

	リスニング	リーディング	ライティング	スピーキング	オーバーオール
2017	7.5	7.5	6.5	6.0	7.0

　では，どのように対策したのでしょうか．それぞれの対策方法をシェアしたいと思います．

リーディング対策

　"IELTS simon"というウェブサイト（https://ielts-simon.com）は，IELTSの試験対策の宝庫です．どうやら管理者自身がIELTSの試験官だったようで，その詳細が記されています．詳細は彼のウェブサイトを見ていただきたいと思いますが，その中で私が有用だと思ったものをいくつか紹介したいと思います．

> **キーワードテクニック:**
> 　設問にある単語と同じ意味を持つ単語を本文中から探しながら読む．
> ・常に設問と本文中のキーワードに下線を引きながら読む．
> ・まずはじめに最初の設問を読むこと．本文すべてや設問すべてを最初に読むべきではない．
> ・設問のキーワードと同義のキーワードを本文中で見つけたら，その前後を注意深く読み込む．

・すなわち，リーディングとは英単語の試験でもある．キーワードとなる英単語を知らなければどうしようもない．

どのように設問が作られているかを知る：
IELTS のリーディングの設問を作っている人は，以下のように設問を作っている．
1. まず本文を読み，
2. 面白いと思った部分を見つけ，
3. その部分を言い換え（paraphrase）て設問を作る．

　たとえば，"staff salaries" という言葉が一節にあったら，彼らは "employees' wages" という言葉を用いた設問を作る．

マッチングテクニック：
名前（固有名詞や数字）をマッチさせる問題に出会った場合，
・（通常はザッと全体を流し読むような「スキャン」は推奨しない．スキャンしても大体の受験生は答えを見逃すからである．しかし）名前をマッチさせる設問の場合，本文をスキャンし名前に下線を引く．名前に関しては，スキャンで見逃すことが少ないからである．
・（通常は設問を1つだけ読むことを推奨する．しかし）このタイプのマッチングさせる設問では，すべての設問を読みキーワードに下線を引く．
・（通常ははじめから読むことを推奨するが）このタイプの設問では最も情報量の少ない記述（たとえば一文のみ）から解く（マッチさせる）ことをすすめる．
・ほとんどの設問の答えは，本文中の順序と同じである．次の設問に行く際，本文を読み返す必要はない．
・いくつかの設問は，スコア8や9のためのものであり，非常に難しい．そんな設問に時間をかけず，他の設問が終わって余裕があったら最後にやる．
・それぞれのパラグラフのタイトルや内容をマッチさせるような設問は最後にやる．他の設問を解いた後の方が，理解がすでに深まっているので答えやすい．

などが書かれています．当時これを読んだ時，これまで私がやってきたのは何だったのだろうか，と思いました．それまで私は思いきり最初から最後の設問を読み，文章を最初から最後まで読んで答えていました．日々の仕事でも英語論文だけは読むので，リーディングにはある程度自信がありましたし，初めて受けた試験でリーディングは 7.0 をとれたので，対策せずともリーディングだけは大丈夫と思っていました．でも，その後どんどんスコアが落ち始めたのです．

　慌てて対策法を探していたら，彼のページを見つけました．それを**実践しただけで，抜群の効果**を発揮しました．もちろん，最低限の英語力は必要不可欠です．しかし，ただそれだけでは IELTS という「試験」を受けるには不十分ということです．

リスニング対策 ～ 0 点からのスタート ～

　私が人生で初めて留学に興味が出始め，IELTS を受験しようとした矢先のことでした．まずは腕試しとばかりに，**Cambridge が出版している公式の IELTS の試験問題集**を解くことにしました．

　我が家でドキドキしながらリスニングの CD を流し始めた時のことです．

「ん??? 何を言ってるか，全くわからないぞ??」

　文字通り，言っていることがさっぱりわからないのです．とりあえず最後までやってみようと 30 分間，パート 1 からパート 4 まで聞き続けました．しかし，聞いても聞いてもわかりません．そして，気づいたら音声が終わっていました．結果は，**なんと 0 点**．40 問ありますが，1 問も正解していませんでした．

　自慢じゃないですが，これまでの人生，0 点をとったことはありませんでした．ショックでした．留学を夢見て意気揚々としていた矢先に，現実を突きつけられ，どん底に突き落とされた気分でした．考えてみれば，昔ですが英検 3 級に落ちたことがあります．そうです．私，英語のリスニングが苦手でした．

　それ以来，必死で勉強し始めました．何はともあれ，基本的なリスニング能力がなければ話になりません．どうやれば，私のようなRとLの聞き分けもできない純粋な日本人が，リスニング能力を上げることができるのでしょうか．

　私が実践したリスニング勉強法は，以下の通りです．

> ① 海外のドラマを観る
> ② 海外のニュースを見る
> ③ ヒアリングマラソン
> ④ 洋楽を聴く

　では，一つひとつみていきましょう．

① 海外のドラマを観る

　最もおすすめなのは，海外のドラマを英語で鑑賞することだと思います．ドラマでリスニング対策することの良い点は，「勉強」という感じがしないところです．臨床の合間に，論文を読んだり書いたり，試験勉強をしたり，そんな中，ちょうど良い息抜きとして重宝しました．

　ちなみに，字幕はできる限り消した方が良いです．字幕があった方が理解しやすいのはわかりますが，結局は，聞いているのではなく読んでいることになるため，リスニング力は上がりません．字幕なしで全くわからない人は，1回目は字幕ありでも仕方ないかもしれませんが，2回目以降は字幕を消した方が良いでしょう．

　以下，参考までに私が英語の教材として鑑賞していたドラマをご紹介いたします．

・Friends（フレンズ）

　最も頻回に見たのは，"Friends" というドラマです．1994年から2004年まで放送された，ニューヨークを舞台とした，言わずと知れた超有名コメディードラマです．全部で10シーズンあり，物語として繋がってはいますが，1回1回のエピソードが20分程度と短く，どのエピソードを見ても理解できるのが良いところです．また，出演者の英語もわかりやすいですし，本

場の英語に近いといいますか，いわゆる「口語」を理解する，格好の教材だと思います.

　私の場合，初めはインターネットでいろんな場面を観て勉強していたのですが，あまりにも面白いため，全シーズンを DVD で買ってしまいました. そして，何度も繰り返し観ていたので，音声を聞くだけで場面が思い浮かび，次にセリフまで口ずさめるほどまでになってしまいました.

・*Desparate Housewives*（デスパレートの妻たち）

　次によく見たドラマは，「デスパ」こと "Desparate Housewives" というドラマです. こちらも 8 シーズンもあり，ミステリー的な要素もあり，コメディー的な要素もある，日本でも話題となった超人気ドラマです.

・*Devious maid*（デビアスなメイドたち）

　こちらも，ミステリー的な，そしてコメディー的なアメリカドラマです. "Desparate Housewives" ファンであれば，おそらくこちらもハマるだろうと思うぐらい，似たような TV ドラマです. 私が観ていた頃はまだ放送中でしたが，シーズン 4 を最後に終了してしまったという噂です.

② 海外のニュースを見る

　ドラマを使って勉強することはとてもおすすめですが，ある程度のまとまった時間が必要です. とはいっても，多忙な日常の中で，そのようなまとまった時間を作り出すことはそう簡単なことではありません.

　しかし私たちには，朝起きて出かけるまで，風呂上がり，ご飯後など，ちょっとした時間なら結構あります. そんな細切れの時間に重宝したのが，CNN や FOX などのアメリカのニュースです. 暇さえあれば，とりあえずテレビや携帯電話でニュースを見ていました. 世界のニュースが見られるうえに，アメリカ人がどのように物事を捉えているか，とても勉強になります.

　ちなみに海外のニュースを見るようになって，日本も含めてどの国も，自国に都合の良いようにニュースを作って放送していることがわかります. リスニング力向上だけでなく，視野を広げるという意味でも，他国のニュースを見ることはとても有用だと思います.

③ ヒアリングマラソン

　アルクという会社が提供している，英語の教材です．1000 時間英語を聞けば，誰でも英語が上達する，と謳っています．基本は 1 回 1 年契約です．今までしっかりとしたリスニングの勉強をしたことがない人にとっては，ディクテーションやシャドーイングといったある意味「王道」の勉強法を知ることができるので有用だと思います．私の場合，2 年間こちらの教材を使って勉強しました．

④ 洋楽を聴く

　高校や大学時代の友人も，留学時代の同僚も，小さい頃から洋楽を聴いている人は，リスニング力が高い傾向にあると思います．楽しみながら耳を鍛えるという意味では，ドラマと同じような立ち位置でしょうか．

そしてテクニック

　繰り返しますが，IELTS も TOEFL も，所詮は試験です．本当の実力というよりも，（ある程度の英語力さえあれば，後は）試験対策がモノをいいます．

　基本的には，**先に問題文を読み，答えになりそうな部分をより注目して聞**くようにしましょう．慣れると，解答の部分のみが耳に入ってくるようになります．その他，数点だけ捕足しておきます．

Reference
ディクテーションとシャドーイング

ご存知の方もいらっしゃると思いますが，リスニング力を上げる方法として有名なものに，ディクテーションとシャドーイングというものが存在します．ディクテーションとは，音声として流れてきた英語を聞き取り，できる限り文字に書き起こしていく作業のことです．一方，シャドーイングとは聞こえた音声をそのまま追いかけるように発語する行為のことを指します．それぞれリスニング力の向上や現状把握に有用であり，多くのリスニング対策や教材ですすめられる勉強法です．

① キーワードテクニック

リーディングと同じで,「**キーワードテクニック**」が大切です.**同じ言葉を言い換えた言葉が答え**になることが多いので,先に問題文を読んである程度答えを予測しましょう.

② 次の次の質問も頭に入れておく

リスニングは,問題文の順番で回答可能となるように,音声が流れます.しかし,次の質問のみに集中していると,仮にその答えを聞き逃した場合,いつまでもその答えを探し続けてセッションが終了してしまう,といった悲劇的な状況になりかねません.そのような状況を回避するため,次の質問だけでなく,その次の質問まで心に留めながら音声を聞くと良いでしょう.

③ マルチプルチョイス

複数の選択肢から解答を選ぶ形式の時は,音声が流れる前にそれぞれの選択肢から1,2つのキーワードに下線を引きましょう.そうすることによって,それぞれの選択肢の相違点に注意しながら音声を聞くことができます.

Reference

量より質? 質より量?

とりあえず英語を聞きまくる「量」派と,ディクテーションやシャドーイングなど「質」派がいると思います.果たして,リスニング力を上げるためには,どちらの方が効果的なのでしょうか.

私的には,両方大事,だと思います.英語をとにかく聞き続けると,耳は慣れますし,何となく言っていることがわかるような気もしますが,細かいことは理解できていません.ディクテーションやシャドーイングによって細かな聞き取りはできるようになりますが,次から次へと押し寄せる現場の英語にはついていけません.どちらかに偏るよりは,どちらも実践した方がより効果的だと思います.

まとめ

　前述の通り，私は英語の中でも特にリスニング能力が特に欠けた純粋な日本人でした．冗談抜きで**0点からのスタートとなりましたが，スコア7.5まで上げることができました．**ライティングやスピーキングと異なり，リーディングやリスニングは対策すれば確実に，そして簡単に点数アップが狙えるセクションです．オールセクションではなくオーバーオールスコアが必要な人は，ぜひともリーディングやリスニングでスコアを稼いでおきたいところです．

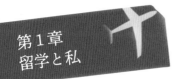

IELTS 攻略方法 〜後編〜

次なる目標 〜オール セクション 7.0 以上〜

　　ハーバード公衆衛生学大学院の受験資格は「オーバーオール 7.0 以上」であったため，前節で解説したように，リーディングとリスニングで点数を稼いで，オーバーオールスコアを上げる方法で挑みました．幸運なことに，ハーバード公衆衛生学大学院で勉強するという夢は叶えることができましたが，次なる挑戦はオーストラリアで臨床医をすることでした．そのための英語の条件は，**IELTS の 4 つすべてのセクションで 7.0 以上をとること**でした．

　　同じ 7.0 であっても，オーバーオールとオールセクションでは，大変さが全然違います（泣）．繰り返しますが，私は日本の純粋培養です．これまではリーディングとリスニングで何とか点数を稼いでいましたが，苦手なライティングやスピーキングでも 7.0 をとらないといけないということは並大抵のことではありません．**対策はこれまでと逆になり，得意なところを伸ばすのではなく，苦手な分野をカバーしなければなりません**．

　　これまた苦しみましたが，結局は，

	リスニング	リーディング	ライティング	スピーキング	オーバーオール
2018	7.0	7.0	7.5	8.5	7.5

とクリアすることができました．当初の成績が

	リスニング	リーディング	ライティング	スピーキング	オーバーオール
2015	5.0	7.0	5.5	6.5	6.0

であることを考えると，それなりにスコアアップしたのではないでしょうか．

　　ということで，私の体験談をシェアします．

Reference 5
オーストラリア臨床留学と英語

オーストラリアで臨床を行う上で英語能力を証明する方法として，いくつか方法があります．海外で幼少期を過ごし英語の教育を受けた，などという帰国子女以外は，英語の試験を受けて臨床を行う英語力があることを示す必要があります．

1. IELTS

オーストラリアで臨床をする場合，IELTS ならオール 7.0 が必要，と言われています（ちなみに，昔は英語の試験は要りませんでした）．すなわち，リスニング，リーディング，ライティング，スピーキングすべてにおいて 7.0 が必要ということです．

間違っていませんが，実は**抜け道**があります．オーストラリア医師登録の総元締めである AHPRA（Australian Health Practitioner Regulation Agency）のホームページに詳細が書いていますが，

> A maximum of two test sittings in a six month period only if:
> ・ you achieve a minimum overall score of 7 in each sitting, and
> ・ you achieve a minimum score of 7 in each component across the two sittings, and
> ・ no score in any component of the test is below 6.5

となっています．すなわち，6 カ月以内に 2 回の試験で合わせてすべてのセクションで 1 回は 7.0 以上であり，どちらもオーバーオールスコアは 7.0 で，6.5 を下回る（6.5 は ok）スコアがなければクリアということになります．

意外にこれは嬉しい情報ではないでしょうか．IELTS のスピーキングやライティングは運も含まれる試験です．一発ですべてクリアすることができなくても，何度か受けて 6 カ月以内に合わせ技で達成しても良い，ということですね．

ちなみに，カナダで臨床をする条件として（オールセクション 7.0 ではなく）オーバーオール 7.0 を設定している施設が結構あります．英語で苦しんでいる人は，カナダで臨床をするのも一手かもしれませんね．

2. TOEFL iBT

最低 94 点，リスニングとリーディングが 24，ライティングが 27，スピーキングが 23 は必要のようです．もちろん 1 回のテストでクリアできるに越したことはありませんが，

> A maximum of two test sittings in a six month period only if:
> ・ a minimum total score of 94 is achieved in each sitting, and you achieve a minimum score of 24 for listening, 24 for reading, 27 for writing and 23 for speaking across the two sittings, and
> ・ no score in any of the sections is below: —20 for listening—19 for reading—24 for writing, and—20 for speaking

と IELTS と同様の抜け道が用意されています．

その他，OET（Occupational English Test）や PTE アカデミック（Pearson Test of English Academic）といった試験でパスする方法もあるようです．私はすでに大学院などで IELTS を何度も受けていたので，そのまま IELTS で押し通しました．しかし，オーストラリアの同僚の

中には IELTS がダメで，OET で試験の要件をクリアしたという医師もいました．今から勉強を始める方には考慮する価値はあるかもしれません．

ライティングの採点基準

　　ライティングのスコアを上げるには，その採点方法を知っておく必要があります．ここでは，**IELTS のライティングにおける採点方法で用いられる，簡潔性（conciseness），連結性（cohesion），首尾一貫性（coherence），構成（composition）**の，4つの「C」について解説します．

① 簡潔性（Consciseness）

　　他の言語と異なり，英語においては2, 3語で多くの意味を表せる場合が数多くあります．長く複雑な文であればより点数が高い，というのは，間違っています．

　　長文を避けた方が良い理由の一つは，後述する連結性（coherence）に関連する間違いを犯す可能性が高まるためです．もう一つは，長文では文法ミスを犯しやすくなるためです．短い言葉で簡潔に，そして適切に表現することが大事です．では，一文がどのくらいであれば良いのでしょうか．前節で紹介したサイト（IELTS simon）では，8〜15語を推奨しています．

② 連結性（Cohesion）

　　それぞれの文同士は，適切に繋がっていなければなりません．"Thus,..."や"To illustrate this,..."といったフレーズを用いることで，前後の文を繋げます．意外に単純ですが，このような連結に関連する表現を適切に挿入することはとても大事です．

③ 首尾一貫性（Coherence）

　　エッセイに書いてあることが読者に理解しやすいようになっているか，です．たくさん構文を暗記してもスコアが上がらない（私のこと）原因の一つに，個々の構文は間違っていなくても，**前後の文の繋がり**がネイティブには「??」と感じられてしまうことが多々あります．難しい構文をたくさん使っても，それぞれの繋がりが不自然では首尾一貫性が保たれません．

④ 構成（Composition）

エッセイが適切な構成となっているかです．エッセイの質問に対して，**しっかりと自分の考えを論理立てて述べているか**です．たとえば，議論のエッセイであれば，最低2つの論理的根拠を自分の身の回りの例を挙げて説明し，議論し要約する，という流れです．

ライティングで日本人が陥りやすいミス

巷には，さまざまな勉強法が公開されています．DoやDon'tも数多く紹介されているため，一般的なことならそちらを参照していただいたら良いと思います．初めて勉強する人には，役に立つと思います．しかし，**それらをしっかりと実践しているにも関わらず全然点数が上がらない人**もいるでしょう．そうです．私です．さまざまなサイトを読み漁り，可能な限り遂行しました．しかし，ライティング対策後の結果は……6.0.

勉強してスコアが下がるというのは，想像以上にショックなものです．では，何がだめだったのでしょうか．私的には，特に以下の2点を強調したいと思います．

① ただの暗記やテンプレートの使用はだめ

日本人の多くにとっては，勉強といったら暗記ではないでしょうか．しかし，基本的に，**採点官に「こいつ，ヤマを張って暗記してきたな」と思われたら大きく減点されます**（スピーキングも一緒です）．テンプレートを作成して字数稼ぎもバツです．もちろん我々日本人は暗記が得意ですし，日本のインプット主体の英語教育を受けてきて，急にアウトプットしろといわれても，多くの人には至難の技です．

しかし，ただの暗記では首尾一貫性と構成が大きく損なわれることが多いのでだめです．そもそも採点官は，何千，何万といった答案用紙を読んでいます．**単発で暗記した文章を無理やり組み合わせた文章かどうか，一目見ればわかる**そうです．

② 単語の見せびらかしには注意

たしかに高得点を取るためには，ある程度難易度の高い単語を使う必要が

あります. しかし, **知っている単語をたくさん散りばめれば良い, というものではありません**. ネイティブにとって不自然であれば減点です.

　日本語でもそうですよね. IT において, 「自動運転技術の共同研究に取り組む」ならよいですが, 「自動的運転技能の協力研究に対応する」はオカシイですよね. それぞれの単語の意味は同義語に近いですが, ネイティブにはしっくりきません. その分野で多く使われ, **文脈にあった言い回し**というものがあります.

　英語も同じです. **ネイティブにはネイティブの使い方**があります. もちろん, ネイティブではない我々が短期間にこれらを使いこなすことは至難の技です. では, どうしたら良いのでしょうか. これらの罠に陥らず, 上記 4C をクリアする良い方法はないのでしょうか.

私の戦略: テーマ別に使える例文を増やす

　私がとった戦略は, 単発の暗記ではなく, テーマ別に前後の文脈を含めて単語やフレーズを覚えることでした. ライティングではさまざまな分野から出題されますが, そうはいっても環境, 犯罪, 教育, 健康, メディアなど, いくつかのテーマに大別されます. インターネット上では, 各テーマについて賛成・反対両立場から議論するいわゆる「プロコン (pros/cons)」形式で書かれたネイティブの文章が溢れています. それらを**テーマごとにまとめ, ある単語がどのような文脈で他の単語とともに使われているのを理解し, 文全体を論理の組み立ての中で使えるようにしました**.

　たとえば, 旅行者に関する話題がでれば,

> Foreign tourism has a harmful influence on traditional customs and indigenous practices of host countries because many tourists are careless and insensitive to the emotions and feelings of local residents.

動物研究に関する話題であれば

> It is impossible to release a new drug to the market before proving it does no harm to humans, and laboratory mice are appropriate research subjects because they are similar to human beings in many ways.

という文全体が頭に浮かぶ，といった感じです．このように，それぞれのテーマにおいて使えそうな文全体がスッと出てくるまで繰り返し練習し，そのように自分が使える文を増やしていきました．**ネイティブが使うような文脈にあったハイレベルな単語を散りばめた文章を，論理の中で使いこなせるだけ増やすことが目標です．**これを行うことで，**不自然な単語の羅列が防げ，文法ミスが減り，本番中にアイディアを練る時間の短縮**にもなりました．

繰り返しますが，**小難しい単語だけでなく，暗記した数少ない例文を無理やり本番で使っても駄目**です．覚えた単語や文を見せびらかすために無理やり挿入した文は，前後との関係がちぐはぐになり，首尾一貫性と構成におけるスコアが落ちる恐れがあります．このような事態に陥らないためには，**テーマ別に使える例文を増やす**必要があります．

言ってはなんですが，ネイティブの高校生レベルの短いエッセイが書ければ大丈夫です．採点官をアッと驚かせるような文章はいりません．ありきたりのテーマに対し，ありきたりの意見をしっかりと構成して書けば良いだけです．そのためにも，自分で使える例文を数多く頭に入れましょう．

添削の重要性

最後はプロに見てもらうこと．**添削は絶対におすすめ**します．添削サービスを利用することで，自分の弱点を知ることができます．

多くの勉強法を自分なりに試しても，**ライティングやスピーキングといった解答のない試験においては，自分が正しいと思っている方向そのものが間違っていることも多々あります．**やはりプロに見てもらうのが大事です．私も最後は，添削してもらいました．するとどうでしょう．いくら家で時間を

かけて書いた文章でも，なかなか 7.0 に届かないことがわかりました．時間をかけて練った回答が 7.0 に届かなければ，本番でクリアできるはずもありません．そして，どこでどのくらい点数が引かれているのかを見直しました．すると，**その後の最初の試験でライティング 7.5 をとることができました**．それまで 7.0 さえとったことなかったので，自分でも驚きました．

　あまりにもスコアが上がらない人は，一から対策を見直し，添削サービスを利用しましょう．人によっては文法が問題かもしれませんし，人によっては単語の使い方が間違っているのかもしれません．構成で点数が引かれている人もいるかと思います．ぜひ第三者に見てもらいましょう．

スピーキングと私

　IELTS 対策の最後はスピーキングです．IELTS のスピーキングは，**運にも左右**されます．実際，私のスコアをざっと振り返ると，『**6.0→7.0→5.5→6.0→8.5**』といった感じです．留学してアメリカで生活しているにも関わらず 5.5 とスコアが下がったり，諦めの境地で適当に喋ったら 8.5 を叩き出したりと，**全く安定しない**スコアでした．

　もちろん私のような不安定な英語力だからこそ安定しないスコアなのでしょうが，逆を言えば「**何度か受けていれば良い点数が取れることもある**」試験だと思います．この点，勉強・対策した分だけ安定してスコアが上がる他の3つのセクション（リスニング，リーディング，ライティング）とは異なる印象があります．

　では，なぜこのようになるのでしょうか．

試験官との相性

　TOEFL と異なり，IELTS では実際の人間と会話することになります．そのため，TOEFL ほど試験対策をしなくても良い点数を取れる，というのがIELTS のメリットです．しかし，人間と会話するからこそ，面接官との相性もでてきます．

実際，優しいお兄さんが面接官の時は，私の仕事に関する回答に対し，「へぇ」，「どんなことやってるの？」，「研究でアメリカに来てるんだ？」，「臨床研究と基礎研究の違いって何？」，「臨床家も研究するの？」といった感じで，会話がどんどん盛り上がりました．結果，その時のスコアは7.0でした．

その次に受けた時の面接官は機械的な面接官で，決められた質問を次々質問してくる感じでした．私の答えに対し，掘り下げる訳でもなく，次から次へと質問を投げかける人でした．結果は5.5．7.0をとった約3カ月後のことでした．

また，スピーキングの前に行われたリスニング，リーディング，ライティングの感触がイマイチであったため，ヤケになって最後の試験であるスピーキングを受けた日がありました．今回はもう捨てよう，また次回頑張ろう，と思っていましたし，もうスピーキングは受けないで帰ろうかと思うくらいでした．試験中も「あー」「う〜ん」「わかんないや．僕の生まれる前の話だからね」といった感じで，結構適当に受け答えをしてしまいました．個人的な感触としてもこれまで受験した中で最低レベルでしたが，結果は8.5．

無茶苦茶な試験だな，と思いました．IELTSのスピーキングは，**運というか，相性のある試験**です．

スピーキングも丸暗記は厳禁

この点は，ライティングと同じです．ついつい良いスコアをとろうとすると，難しい構文や単語を暗記し，本番で使おうとします．しかし，**その喋り方が不自然であったり，暗記した文をアウトプットしていると判断されたりした場合は減点**されます．私自身，「今回は覚えた小難しい文をたくさん使って喋れたな」と感じた試験に限って，スピーキングのスコアが低い印象があります．

やはり，ネイティブというか，自然な会話が評価されるのだと思います．7.0の時も，8.5の時も，全然難しい単語や構文は使っていません．ただ，**普段の仲間内の会話のように自然に喋れたな，と思った時に良いスコアがでて**います．また，8.5をとった回はヤケ気味だったので，逆に自然体といいます

か，体全体を使って喋った気がします．手を挙げ，仰け反り，顎に手を当て，そんな body language が採点されているとは思いませんが，自然な喋り方は評価されたのかもしれません．

受験場所が大事？

巷では，スピーキングは受験場所が重要，といった噂を耳にします．たとえば，日本で受けた方が高スコアが出やすい，といった噂です．実際のところよくわかりませんし，ありえそうだな，とは思います．

しかし，私の場合は全く関係ありませんでした．日本だけで3カ所，アメリカでも2カ所の異なる場所で受験しましたが，都会だから厳しいとか，日本だから採点が甘いとかいった印象は全くありませんでした．むしろ，前述のように試験官の当たり外れの方がよっぽど大きい気がします．

スピーキングのまとめ

以上のような私の経験を踏まえて，スピーキング対策としては以下をおすすめします．

> ・実際に誰かと喋る機会をたくさん持ちましょう．外国人の知り合いがいればベストですが，今のご時世，格安のオンライン英会話がたくさんあります．
> ・難しい単語や構文を使う努力をするより，たくさん喋り，より自然なスピードで，より自然な音の強弱を身につけましょう．
> ・暗記して喋るのではなく，考えながら自分の意思を伝える努力をしましょう．

そして，スコアが1回低くても気にしないことです．相性が悪かっただけかもしれません．無駄撃ちする必要もありませんが，1回のスコアで凹み過ぎなくても良いと思います．

COLUMN
アメリカで救急車を呼ぶ〜その②〜

息子の痙攣

　オハイオのある寒い冬の日．朝から息子が 38℃ 台の熱を出していました．インフルエンザだろうか．これ以上，熱が上がるようであれば，病院を受診するよう妻に言い残し，私は仕事へ向かいました．

　息子の熱が心配で，仕事を早めに終わらせて帰宅途中のことでした．妻から電話がかかってきました．

「○○が痙攣してる！」

　なんと！いわゆる，熱性痙攣でしょうか．いや．インフルエンザ脳症かもしれないし，髄膜炎かもしれない．こういう時は，医師であるが故に想像力は非常に（そして無駄に）豊かです．

Call 911

　帰りの渋滞に巻き込まれていたため，すぐに家に着きそうにありません．痙攣は継続中．呼吸は？　循環は？　自分の目で状況を確認できない以上，仕方ありません．救急車を呼ぼう．

　2 回目ともなれば，救急隊要請も慣れたものです（泣）．911 に電話し，名前と住所，そして現在の状況（妻と息子のみが在宅）を伝えました．

状態は安定しているが……

　家に到着すると，救急隊は未だ到着していませんでした．息子を見ると，痙攣はおさまっています．数十秒の痙攣だったようです．やや意識は朦朧としているものの，受け答えはできていました．その時の熱は 40℃．やはり熱性痙攣だったのでしょうか．

ちなみに，発熱・痙攣をみたら，

・**熱性痙攣**：発熱ととももの痙攣する．幼少期に多く，年齢とともに発作はなくなる．
　　　　　経過観察のみ．

・**インフルエンザ脳症**：インフルエンザウイルスが脳に感染，脳症を引き起こし，
　　　　　一症状として痙攣を引き起こす．重症化すると後遺症を残
　　　　　す．

・**髄膜炎**：脳（の周囲の液）への感染症．早く診断せねばならず，抗菌薬など，一
　　　　　刻も早い治療が必要．治療しなければ命に関わる．

・**てんかん**：脳の一部が異常に興奮し，痙攣を引き起こす．慢性的な病気であり，
　　　　　長期の治療が必要．

など，さまざまな病気を考えなければなりません．

状況から考えると，熱性痙攣の可能性が最も高いと思いました．しかし，初発ですし，症状だけでは他の疾患を除外することができません．症状が落ち着いている今，救急車である必要はないと思いましたが，今後の方針について医師と相談しなければなりません．

救急隊の到着

私が到着してから遅れること数分．救急隊が到着しました．痙攣も落ち着いており，こんな状況で救急車を呼んでしまって申し訳ないな，と思いつつ，とりあえず症状や状況を伝えました．救急隊員2人で何やらゴニョゴニョ話し合った後，私に向かって言いました．

「**熱性痙攣だね．家で休んでたら良いと思うよ**」

な・ん・で・す・と!!!?

それまで患者として申し訳ない気持ちでいっぱいだった私の心が，医療従事者として怒りの気持ちに支配されていきました．なぜでしょうか．それは，私が三次救急をやっていた頃に上司から叩き込まれた「救急の基本」を元に考えてしまったからです．

どういうことかと申し上げますと，

・救急隊員の仕事は，命に関わる疾患の可能性を常に考え，そのような可能性のある症状を呈している患者を搬送することである．実は思い描いた病気でなかったとしても，間違って搬送しても良い．多くの患者から命に関わる可能性のある患者を拾い上げる（rule-in）ことが救急隊員の仕事である．

・一方，搬送先の救急医師がすべき仕事は rule-out である．救急外来で必ずしもすべてを完璧に診断する必要はない．しかし，命に関わる疾患を除外（rule-out）しなければならず，そのために必要に応じて検査する．

という教えがあったからです．あの場で救急隊員が言った言葉は，医師が言う言葉であって救急隊員の言葉ではないと思いました．

アジア人の逆襲

メチャクチャな英語でまくし立てました．

「私も熱性痙攣だと思う」
「でも，髄膜炎やインフルエンザ脳症であったらどうするんだ？」
「なぜそれを否定できる？」
「救急隊と医師の仕事を履き違えるな」

どちらの仕事が優れているといっている訳ではありません．それぞれのスペシャリストが守るべき持ち場というものが存在します．研修医の頃，救急外来で救急隊からホットラインが鳴った際，バイタルサインとして呼吸数の報告をしなかっただけで，ブチギレていた先輩医師を思い出しました．自分の仕事に誇りを持てと．

先ほどまでペコペコしていたアジア人が突然怒り始めたので，救急隊員はビックリしていました．私を諭そうと，必死で説明してきます．

「これは，熱性痙攣といってね．子供に多くみられる病気でね．でも安心していいよ……」
「そんなこと，知っとるわーーー!!!」
「怒っているのはそこじゃない！君らが仕事を履き違えていることだ！君らがそういった安易な診断をすることで，患者に何かあったらどうするんだ!!」

アメリカ生活で少なからず差別を受けていたこともあり，一気に不満が爆発してしま

いました.

　もう埒が明かないと思ったのでしょう. もしくは, 病院に連れて行って欲しいがために叫いていると思ったのでしょう.

「わかったわかった. 病院に連れて行くよ」

　全然伝わってないではないですか！

「ちがーーう！そんなことを言っているんではなーーい!!」
「だ・か・ら, お前らの仕事はだな, ○△□×○!!!　□×□×○△□×!!!!」

　……

　散々叫いた挙句, 結局（もちろん）, 救急車は使用せず, 家で経過観察を選びました.

振り返り

　その場では, アメリカ人に言ってやったぞ, 医療とは何かを教えてやったぞ, と鼻の穴を膨らませていましたが, 本当に私は正しかったのでしょうか.

　自分の常識は他人の非常識. 私の言っていることは, 日本では正しいことかもしれません. しかし, アメリカの医療制度は日本のそれとは全く異なります. 救急車を使用するだけでも大変な費用がかかりますし, 病院を受診し検査するだけでも多額の医療費を請求されます. 無料で救急車が利用でき, 医療費も格段に安い日本の常識は通用しません. 医療費が払えないため病院を受診しない人が大勢いるのがアメリカです.

　あの救急隊員も, しっかりとした医療保険を持っていない移民をたくさんみてきたのでしょう. あの程度の状態であれば, 救急車を使用する方が生計を圧迫しかねないと思い, 親切心で言ってくれていたのかもしれません. そう考えると, 随分と失礼なことをしたと反省しました. しかも, 前回は救急隊員に助けてもらったくせに…….

　みなさんは, 私のような狭い世界での自分の常識のみで判断しないよう, 注意してくださいね.

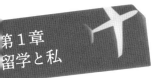

留学のデメリット

留学が成功するとは限らない

　留学のメリットは数え切れないほどあります．本書を読んでいただければおわかりいただけると思いますが，かけがえのない経験ができることは間違いないと思います．

　しかし，留学にメリットしかないかというと，そんなことありません．本書を通して読者を騙す気は毛頭ありませんし，事実は伝えておくべきだと思っています．そこで今回は，留学のデメリットについて書き留めたいと思います．

　留学のデメリットとしてまず初めに挙げたいのは，**留学先によって当たり外れ（合う合わない）がある**ということです．これは，研究留学，臨床留学，大学院留学，どれをとっても当てはまります．こんな研究がしたい，このような仕事を任されたい，ディスカッションに参加したい，このようなスキルを身につけたい，など，留学に行く前の夢は膨らむばかりでしょう．しかし，いざ留学してみると，そのような理想通りにはならないことが多々あります．そして，先方が期待していることと自分の希望とのミスマッチや，上司との相性など，**その原因が留学先と関係することが，実は往々にしてあります．**

　私のこれまでの留学経験を考えても思い当たる節が多々ありますし，私の知り合いにも，留学先に恵まれず，**才能があるにも関わらずこれといった業績を上げられず帰国した人が数多く**います．もちろん，本当に凄い人は，どこでもやっていけますし，チャンスを掴めるのだろうと思います．しかし，**私を含め多くの「普通の」人は，少なからず環境に左右され，留学先の当たり外れによってその後の人生が変わってしまうことだって，十分にあり得ます．**

「**成功者は留学経験あり**」**というフェイク**にも気をつけなければなりません．留学後に日本で活躍している人，SNS やブログで輝かしい業績や活動をアピールしている人など，普段の生活では留学経験者の活躍が嫌でも目に入ってきます．しかし，（まずそんなことはありませんが）仮に彼らが順風満帆だったとしても，それは留学と「成功」が強く関係していることを意味していません．なぜなら，留学中に大きな業績をあげられなかった数多くの人たちを見ていないからです．**失敗した人の経験談は世間の目に触れにくい**ということは頭に入れておかなければなりません．

「留学＝凄い」の時代は終わりました．しっかりとした留学先を選ばなければ，留学が大きな負の遺産となってしまいます．

金銭面の負担

留学の辛さは，何と言っても金銭面です．先人からのツテのある研究室で初めから給料をもらえる場合や臨床留学を除けば，医師の留学の多くは無給から始まります．大学院留学では学費（たとえば，米国大学院の学費は年500〜1000万円！）がかかりますし，研究留学であってもラボから給料が貰えるようになるのは留学後数カ月〜1 年後といったところが相場でしょう．

無給で生活するというのは，想像以上に辛いものです．引越し・輸送費がもったいないので最小限の荷物しか持って行けませんし，現地で購入する生活必需品も最小限．家賃，食費，光熱費だけでも日々貯金は減っていきます．（もちろん場所にもよりますが）子供の保育園だけで1日1万円，幼稚園や小学校に年間100万円近く平気でかかるところもあります．そのため，留学中は，子供たちの髪は私が切り，私の髪は妻が切り，妻は髪を切らずに我慢していました．外食などはもっての外で，毎日自宅やお弁当で食費を削って生活します．

そしてまた辛いのが，**周囲で見かける日本人の「駐在員」との生活レベルの違い**です．日本の企業から海外に派遣されて生活している駐在員たちは，給料だけでなく，生活面でも多くのサポートを得ています．往復の航空券，引越し代金，住宅補助，場合によっては車の支給や子供の学費まで補助して

くれる企業もあります．駐在員（のパートナー）たちは，子供が学校にいる間の平日の昼間にカフェでお茶することだって可能です．

　留学するような医者は，そもそもお金より自己研鑽という自己満足が目的である人が多く，日本にいる時から大してお金を稼いでいません．大学病院や市中病院の勤務医で，時給換算するととてつもなく低い賃金でボロ雑巾のように働き，やっと溜まった貯金を留学中に少しずつ切り崩して生活しています．そのため，駐在員たちの優雅な暮らしを横目に送らなければならない貧乏生活は，家族共々寒さが骨身に突き刺さります．

家族への負担

　上記のように金銭面においても家族に多大な負担をかけますが，迷惑はそれだけではありません．パートナーが仕事をしている場合には，留学に際し仕事を辞めることになります．

　「夫が仕事で妻が家庭」，という古典的な日本も変わりつつあり，共働き家庭も増えました．どちらが留学しようとも，**留学期間中のパートナーのキャリアが傷つく**ことは，人によっては大きなデメリットになり得ます．また，キャリアなんて気にしない，というパートナーであっても，留学中は日本のように自由な生活ができる訳ではありません．金銭面においても安全面においても，海外では圧倒的に自宅内で過ごす時間が増えます．誰とも会話しない，または四六時中子供と時間を共にする，といったことで，精神的に不安定になってしまう人は少なくありません．

　最近よく耳にするのは，その人個人は留学に興味があるものの，パートナーが海外生活を断固拒否するというケースです．パートナーの社交性や適応性といったキャラクターにもよりますし，住めば都で意外に楽しめる可能性はあるでしょう．しかし，留学中にパートナーがアンハッピーで，その後離婚したカップルや，留学後早々に帰国してしまった家庭もあります．無理強いは禁物です．

　また，**子供の教育**も非常に大きな問題です．子供が英語も話せたら良いな，bilingual になれば将来役立つだろうな，というのは誰しもが考えることです

が，いざその時（特に子供が小学生以降）になると，意外に悩ましいものです．

まず，日本の教育は学年的に少し進んでいることが多いです．すなわち，同じ算数であっても，日本の方が進んだカリキュラムとなっていることがあります．そのため，いわゆる学業が始まる小学校に編入する際（**特にアメリカから日本への帰国時），子供が学業について行けず，苦しい思いをする**可能性があります．また，国語に関しては言わずもがな，日本語の複雑さは世界屈指です．ひらがな，カタカナ，漢字と3つも文字があり，ケースバイケースで使い分けなければなりません．**帰国子女が最も苦しむことは，日本語の習得**ではないでしょうか．

海外では良しとされる自己主張や自己アピールも，時に日本では嫌がられます．日本人の「雰囲気を感じる」「空気を読む」といった特技は，日本で育ち集団生活をしなければ培われません．他人の視線を感じず明るいキャラで周囲を巻き込めるようなポジティブな子供なら大丈夫でしょうが，ナイーブな子供は日本で苦しむかもしれません．

日本でのキャリアとポジションへの影響

基本的に，**日本のキャリアは日本で構築するもの**です．日本において人と繋がり，日本で成果を出し，日本で認められることで，日本におけるキャリアが形成されます．そのため，留学中は日本でのキャリア形成は一旦停止となります．

特に大きな組織であればあるほど，伝統を重んじ，和を乱すような人を快く思わない人が多くなりますので，組織のために汗水垂らして積み重ねた働き方が，その組織におけるポジショニングには重要となります．すなわち，**留学によって日本でのキャリアが傷つく**ことだってあり得ます．

また，医局派遣の留学者は，基本的に医局人事のため帰国後のポストについて（ポストの良し悪しは別にして）心配する必要がありません．しかし，医局と関係のない留学者は，自分で帰国後のポジションを探す必要があります．留学経験者だけあって，それなりの待遇を求めることが多く，時に就職

活動は難航します．特に研究留学者は帰国後も研究を継続したいため，大学病院などでの上のポジションを求めます．しかし，**そういった組織に限って年功序列や組織へのこれまでの貢献度を大切にしますので，なかなか思うようなポジションは得られません**．

　前述の通り，「留学＝凄い」という時代は過ぎ去りました．海外で活躍した人が，帰国後最初からそれなりのポジションで迎え入れられる人もいますが，彼らは超エリートであって，留学経験者の中でも指折りの成功者です．前述の通り，留学者がすべて成功する訳ではありません．留学を経験したから（しただけで），帰国後日本で良いポジションが得られるといったことは，まずないでしょう．

留学に対する考え方の違い

　昨今，日本人の海外留学経験者は増えつつありますが，日本人の留学に対する理解は思ったほど深まっていません．悲しいことに「お前が好きで行ったんだろ」「忙しい臨床を俺らに押し付けている間に，向こうで楽しんできたか」「長期休暇だったな」「帰ってきたら倍働けよ」なんて厳しい意見を聞くことだってあります．

　それでも，少なからず日本と違う点，日本よりも優れている部分を肌で感じ，帰国後改革に乗り出す留学経験者も多いと思います．しかし，前述のような偏見に加え，日本人の日本愛は時に強く，「日本のやり方は素晴らしい」「日本には日本の風土にあったシステムがあるので口出し無用」とし，**欧米帰りの日本人を「かぶれ」と敵視**する人だっています．

　また，日本人は組織内にある指揮系統の「上からの命令」は聞くものの，（海外のインテリ層が得意とするような）何らかの提案に対し立場に関係なく議論し一緒に作り上げるというプロセスは，あまり得意ではありません．これは留学から帰ってきた人がしばしば感じることのようで，帰国後は意気揚々と改革に名乗りをあげるのですが，周囲の反対に遭い挫折し，やる気が削がれていく人をこれまで何人もみてきました．

　以上，留学に関するデメリットについて述べました．「留学なんてするものじゃない」とは言いませんが，「留学とは楽しく充実し，自分や家族の人生に100%プラスに働くもの」ではありません．ネガティブなことを書きましたが，**留学を考えている人は，ある程度の心構えも必要**です．そして，それを乗り越えて進んで行く人を，心の底から応援しています．

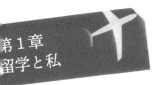
それぞれの留学とタイミング・年齢

留学と年齢

　　留学を目指している人は，ベストなタイミングや年齢について考えることがあるのではないでしょうか．いつ留学すべきか．その答えは，「いつでも」可能ですし，いつになっても得られるものがあると思います．

　　しかし，そうは言っても，やはり目安が欲しいという人も多いのではないでしょうか．そこで本節では，留学していた周囲の日本人を観察することでわかった「**一般的な年齢や卒後年数**」と，自分の経験を元にそれぞれの留学に対する「**オススメの時期**」というものを，個人的意見も含めて解説したいと思います．

1 研究留学

　　研究留学は，おそらく医師が経験する留学の中で最も多い留学だと思います．詳細は後述しますが，大学医局に所属し教室や上司のコネクションを使って留学する人や，個別に留学先にアプローチし研究留学先を見つけてくる人がいます．

　　医局経由で留学する人は，それぞれの大学で博士号を取得し，その研究分野をより深く追求するために留学する場合が多く，その場合は博士号取得後，すなわち**卒後10～15年目（以降）**に海外へ飛び立つことになります．一方，大学によっては博士号取得前に留学を課するケースもありますし，**個別に留学先をみつけてくる猛者たちの場合も，留学する年齢はそれよりも若**くなります．

では，研究留学を充実したものにするためには，いつ頃の留学がおすすめなのでしょうか．私としては，研究留学するのであればある程度研究に対する知識や肩書きがある方が良いと思っています．その理由を以下に挙げてみます．

1．充実した留学にする

研究留学は，大学院留学のようにお金を支払い教育を受けるというシステムではなく，その研究室のために働き，ラボの研究を手助けし，その過程で研究について学ぶというスタンスであることが多いです．手取り足取り教えてくれるわけではないため，**ある程度研究について知らなければ，特に留学初期は理解も貢献もできず，苦しむ**ことになりかねません．また，多くの研究室は，留学生に即戦力を期待していますので，留学時に研究に対するある程度の知識と経験を持っていることは，研究生活が充実すると共にラボにとってもプラスになります．

2．認められやすい

博士課程を修了し博士号を持っている医師は，海外では尊敬の眼差しで見られます．海外で博士号を取得するのは非常に難しく，アカデミックの分野だけで給料を稼ぎ食べていけるだけの人材であることを意味しています．そのため，留学時すでに博士号を持っていれば，ラボで認められやすく，最初からある程度の仕事を任せてくれる可能性があります．そういった意味では，**年齢や知識だけでなく，ある程度の肩書きも大事**になってくると言えます．

3．給料

知識やスキル，そして肩書きは，研究留学中の一大心配事項である資金面にも多大な影響を与えます．臨床留学では給料がもらえることがほとんどですが，**研究留学時の給料は研究室の資金力と留学生の研究スキルや貢献度に依存**します．私のように全く給料のないまま研究留学を終えた人はたくさんいますし，ほぼはじめからある程度の給料が支払われるという契約で研究留学を開始した方もいます．

給料をもらうためには雇用先に貢献できるだけの何かを持っていなければなりませんし，研究留学ではそれは研究スキルと言えるでしょう．**研究に関**

する知識や博士号といった肩書きを持っている人は，研究留学時に給料が発生しやすく，金銭面で少しは楽をできるかもしれません．

② 大学院留学

　医師で大学院留学を志す人には，大きく分けて2つのタイプがいます．1つ目は，医師としてのバックグラウンドは持っているものの，臨床医として働くのではなく，臨床経験や知識を活かした別の仕事や研究を中心に行いたい人です．2つ目は，研究や医療マネジメントなど，日本の病院で臨床医として働く前提で，時に必要となるこれらの能力も併せ持ちたい人です．**前者であれば留学時の年齢は比較的若く，卒後3〜10年目の人が多いです．一方，後者であれば40歳代，50歳代であっても必要に応じて学びにくる人は**います．

　ちなみに，予想通りといいますか，医局派遣で大学院留学をする人はあまりいません．これは，流石にコネだけでは入学できないのと，大学病院は市中病院ほど大学院留学に対するリスペクトが大きくない（もっと他にやるべきことがある）などの理由があると思います．

　では，大学院留学にオススメの年齢というのはあるのでしょうか．私は，大学院留学に特に**オススメの時期や年齢はない**と思っています．**大学院とい**

Reference ✍
医局員 vs. 夢見る若者

私がボストンで生活していたマンションは，100棟ほどあるうちの半数近くが日本人世帯という，とても特殊な環境でした．当時，私は大学院留学生として生活していましたが，そのマンションの日本人住人の多くは研究留学で渡米している医師とその家族であり，住人同士の交流が比較的密でした．

そのため，学校では若手で医局と関わり合いのない人たちと触れ合い，ご近所付き合いではそれぞれの医局に属した私と同年代の人たちと語り合うという，貴重な経験をすることができました．

そして，非常に興味深いことに，前者と後者で考え方が面白いほど違います．**医局に属したことがなく夢の実現に向け邁進する若者**と，**組織の一員として周囲に気を配りバランスをとろうとする中堅**．医局員であると同時に大学院留学中であった私は，医師人生について考えさせられる日々を送っていました．

うのは，**幼少期から続く教育システムの中で最も「自分が勉強したいから」行く学校**ではないでしょうか．何歳であっても卒後何年目であっても，そこで学びたいことがあるのであれば，有意義な時間を過ごすことができると思います．

ただし，若い時期からの大学院留学をする人々に，（メリットかデメリットかわかりませんが）ある一つの特徴があります．それは，若くして広い世界を見ることができるためか，**自分の将来について方向転換する人も多い**ということです．大学院留学は，臨床留学や研究留学よりも多職種の人々と関わり議論し，これまでと全く違う世界を感じることができます．そのため，自分の中に別分野での新たな興味が生まれ，人生の方針転換をする人が少なくありません．

私や友人を例に挙げて考えてみます．ハーバード公衆衛生学大学院（HSPH）入学時，私は卒後 12 年目でしたが，HSPH に学生として在籍していた日本人の中では最年長でした．すでに 10 年以上臨床に従事した上でのある程度明確な目的を持った大学院留学でしたし，HSPH 在籍中に Royal Children's Hospital（RCH）で臨床医としての採用が決まっていたこともあり，卒業後は元の臨床医に戻ることはほぼ明確でした．しかし，もし RCH での臨床留学の話がなければ，卒業後もボストンに残り研究を続けたいという気持ちは大きかったです．

一方，周囲の方たちは20歳代から30歳代前半が多く，社会人としてのキャリアをこれから積み上げていく人たちでした．そのため，大学院留学を活かして次のステップに向かうケースが多く，元の組織に戻るという人は（私と医系技官を除けば）いなかったように思います．当初はそのつもりがなくても，在籍中に得た知識と新しい世界に魅了され，臨床医を止めてしまう人も一定数いました．そのくらい，大学院留学は人生観を変えてしまいます．

3 臨床留学

臨床留学を目指す人の年齢や学年は，**目指す国や立場によって異なります**．たとえば，**アメリカ**では医師としてのスタート地点であるレジデントか

らやり直さなければならないことが多く（※フェローから開始することも可能は可能のようですが，以前よりもその募集プログラムは少なくなってきています），**留学を目指す人の年齢も比較的若い**です．また，アメリカで臨床行為をするためには ECFMG certification（USMLE Step 1, Step 2CK, and Step 2 CS）を取得していなければなりません．そのため，最も多いのは，学生や初期研修の頃からこれらの試験勉強に励み，日本で**初期研修を修了後（または数年間の準備期間の後）に渡米**するケースではないでしょうか．

　一方，**オーストラリアやカナダ**では，アメリカのような医師国家試験を受験しなくても，日本での医師国家資格があれば臨床行為をすることが可能です．そのため，日本で働いているうちに徐々に臨床留学に興味を持ち，**日本で専門医を取得**した上でサブスペシャリティを勉強しに留学する，といった人が多いようです．したがって，**年齢的にはアメリカ留学よりは遅く，留学開始時は卒後 8〜10 年目以降**といったところでしょうか．

　では次に，一般論ではなく，臨床留学のオススメの時期というものを考えてみましょう．私としては，可能であるならば，**できる限り早く臨床留学した方が良い**と思っています．それは，以下のような理由からです．

1. トレーニングの二度手間が省ける

　たしかに，アメリカやカナダ・オーストラリアの方が症例数が多く，教育システムのレベルが高いかもしれません．しかし，日本でも教育熱心な上司や施設もありますし，日本の若い医師は少ない症例数から最大限学ぶ努力をしていることでしょう．そのため，ある程度日本で学んでから留学した際，これまでと全く異なる分野に進まない限りは，**同じことの繰り返し**が少なからずあります．そして，真っ白いノートの方がより多く書き込み吸収できると思います．

2. 時の経過とともに自分の興味が変遷する

　おそらく麻酔科だけではないと思いますが，**専門医を取得する頃より徐々にキャリアパスが分かれ，興味が変わっていく**人が多いです．より専門分野に進み臨床を極める人（麻酔科であれば，移植麻酔や小児心臓麻酔，神経ブロック，集中治療といったサブスペシャリティ），臨床をやめないにしても，研究を並行して行う人やマネジメント側に進む人など，同じ「臨床医」であっ

てもさまざまな形態が存在します．そのため，ある程度の年齢（学年）になって臨床留学をした場合，ポジションによっては若手に混じって臨床をすることになり，そのような**若手と同じスタンスで臨床に打ち込むことが辛いと感じる人**も出てくると思います．

3．方針転換しやすい

前述の大学院留学と重なる部分がありますが，**臨床留学も非常に刺激的であり，日本との差を感じる**ことも多いと思います．人によっては，そのまま永住を選択する人もいるでしょうし，海外の医療を経験することでシステムや政策といったマクロな管理から医療を変えたいと思う人もいるかもしれません．そういった場合，**若い方が選択肢は広く**なります．実際，若くしてアメリカでレジデント（＆フェロー）を修了した医師が，その後臨床の現場から去り別の分野で活躍する人は数多くいます．

以上のような理由から，臨床留学に興味があるのであれば，できるだけ若い時期での留学をオススメします．

ただし，前述のように，フェローといったある程度のポジションであれば，日本で専門医を取得していることが条件であることが多いのも事実です．また，英語という言語のビハインドがある場合は，ある程度の臨床力におけるアドバンテージがあった方が，少しは日々が楽になります．そういった点では，**専門医取得後すぐ（卒後7〜10年目くらい）**が一番良いのかもしれません．臨床留学に関する専門医資格のメリット・デメリットについては，第4章で解説します．

ちなみに，私の場合，臨床留学を始めたのは卒後13〜14年目，日本の専門医が二つと指導医の資格を保持した状態での留学でした．しかし，留学先であるRoyal Children's HospitalのPICUは，オーストラリア内のシニアパーソンと世界中のコンサルタントレベルを集めてヒエラルキーの底辺を構成するという特殊な部門だったということもあり，私は留学初期に「下っ端」として働き，途中から中堅に「格上げ」されました．それぞれのポジションで，仕事内容や責任，日々の充実感が全く異なっていましたので，そういった意味では，留学の学年だけでなく，**留学先のポジションも留学時期を考える大切な要因**になると思います．

　繰り返しますが，一般的な挑戦と同様，留学にとっても「遅過ぎる」なんてことはありません．一方で，私自身,「もっと早く来てればよかったな」と思ったことは多々ありました．留学を考えている人は，ぜひとも私の経験や考察を参考にしていただければと思います．

留学と期間

留学期間の重要性

　前節では，研究留学・大学院留学・臨床留学それぞれの一般的な年齢や，私の考える望ましいタイミングについて述べました．それら留学する時期も大事ですが，留学期間も気になるところですよね．

　実際，留学期間が短すぎるとお客様扱いで終わってしまう危険がありますし，かといって長ければ良いという訳ではありません．本節では，それぞれの留学について私が思う望ましい期間というものを考えていきたいと思います．

1 研究留学と期間

1. 研究開始までに時間を要する

　前任者の存在の有無によって，タイムスケジュールは大きく異なります．前任の研究を引き継ぐ形であれば，その研究テーマに関する環境はある程度すでに整っていますので，留学開始後比較的早く，研究に着手することができます．しかし，前任者がいない，または自らの研究を新たに開始する，といったケースでは，プロトコル作成から始めなければなりません．

　仕事内容やラボでの役割について理解するのに数カ月かかった上，研究を立案しプロトコルを作成，その後倫理委員会に提出するとなると，倫理委員会を通過した時にはすでに半年程経過していることも稀ではありません．すなわち，**自らの研究に着手できるのは，場合によっては留学を開始してから半年後以降**になります．そのため，基礎研究にしても臨床研究にしても，前向きに研究を行いたい人は，このように研究開始までに時間がかかる可能性を頭に入れておかなければなりません．

2．研究遂行に時間を要する

　データベースを用いた後ろ向き臨床研究であれば数カ月で結果が出るで
しょうが，基礎研究や前向きの臨床研究であれば，より長期間が必要になり
ます．そのため，**最低でも2年，可能であれば3〜5年は欲しいところです．**

　残念ながら，日本と海外では，研究をするための環境・資金・人々の理解，
どれを取っても雲泥の差があります．また，日本のように臨床を並行して行
う必要もないため，思う存分研究に時間と労力を費やすことが可能です．帰
国後そのような時間や環境を確保することが難しい人は，じっくり数年構え
て結果を残したいところです．

3．長期のデメリット

　研究という面ではある程度の留学期間が望ましいですが，長期間の留学生
活にはデメリットも伴います．

　まず，**臨床医としての知識は古びれ，スキルも落ちてしまいます．**臨床医
とは，ある特定の分野において100点の知識を持つより，広い分野で70点の
知識を持っている方が，現場では役に立ちます．たとえ臨床現場に直結した
研究を行い，その分野において誰にも負けない知識を持っていたとしても，
他の分野の知識が時代遅れとなり70点を下回り始めると，臨床医としての能
力は落ちてしまいます．また，技術的な面においても，やらなければ当然ス
キルは劣化しますので，外科系の医師は特に注意しなければなりません．

　その他，金銭的な面，パートナーや子供に関しても，長期間になると考え
なければならないことはたくさんあります．詳細は，第1章の「留学のデメ
リット」を参照してください．

2 大学院留学と期間

1．プログラムの違い

　大学院留学では，プログラムによって期間がさまざまです．**修士課程では
1〜2年のことが多いでしょうし，博士課程になると3〜4年は必要になりま
す．**たとえば，アメリカの公衆衛生学大学院は，2年間のプログラムである
ことが多いです．私はできる限り臨床を離れる時間を減らしたかったことも

あり，ハーバード大学院やジョンズ・ホプキンス大学院といった1年プログラムの大学院にしか志願しませんでした．

2．卒業後のアウトプット期間も考慮

　大学院留学ではアカデミックなことを学びますが，基本はインプットのみの理論優先です．そのままの知識とスキルでは実際の研究には役立ちません．たとえば，統計学の授業ではデータセットを渡され適切な解析を行いますが，そもそも本物の臨床データは解析に適した状態ではありません．ゴミ箱のような汚いデータを解析可能なデータセットに整えていかなければならず，この「データクリーニング」に臨床研究の多くの時間を割く必要がありますが，大学院ではそれらをほとんど教えてくれません．

　博士（PhD）がアカデミックな理論そのものを追求する学位であるのに対し，**修士（master）とはそれぞれの専門職で必要となるスキルを広く学ぶ学位**です．修士で学んだ内容は，今後それぞれの分野で活かす必要があります．経営学修士を取得したのであれば，実際の経営に活かさなければなりませんし，医療経済を学んだのであれば実際に変革を起こすような組織で活躍しなければなりません．疫学や統計学を学んだ公衆衛生学修士であれば，実際に研究を遂行する必要があります．

　私の場合は疫学と統計学を中心に学んだ公衆衛生学修士であったため，そのアウトプットとしては実際に臨床研究を行うことでした．ボストンは臨床研究においても世界有数の施設や研究室が集まっている都市であり，大学院在籍中より研究室に出入りをしていましたので，卒業後も残って研究を続けたかったというのが本音です．ただ，在籍中にオーストラリアでの臨床留学の話が持ち上がり，金銭面や家庭の事情も合わせ，結局は帰国を選択しました．ただ，そのようなことがなければ，**卒業後も1～2年は留学を続け研究に費やしたかった**と思っています．

3．長期のデメリット

　大学院留学を長期間することのデメリットは，研究留学とほぼ同じです．追加するのであれば，大学院留学には日本とは比較にならないくらい高額な学費を支払わなければなりませんので，金銭的な苦痛はより大きくなるでしょう．

3 臨床留学と期間

1．プログラムの違い

　それぞれの国・病院のプログラムによって異なると思いますが，レジデントやフェローといったトレーニングプログラムでは，**最低でも1〜2年以上といったところが多い**のではないでしょうか．そして，それぞれのトレーニングプログラム期間が修了する時点で，今後留学を続けるかどうかを決定しなければなりません．

　たとえば，私が臨床留学したRoyal Children's Hospitalの集中治療室では，海外からも短期トレーニング者を多く集める施設として有名な部門であったため，半年〜1年という短い期間で次々と医師たちが入れ替わっていました．

2．留学期間と学べること

　研究留学や大学院留学と同様，臨床留学においても1年といった短期間ですべてを吸収することは難しいです．日本と海外の違いは個々の患者の管理だけではありません．医師やコメディカルの仕事内容，システムの違い，労働者や患者家族のサポート体制の違いなど，臨床留学では臨床以外にも多くのことを学べます．そして，このような臨床以外のことは，**長く働いていないと見えてこないことも多々**あります．

　また，**自分のポジションの違いによっても見える世界は随分と変わってきます**．私の臨床留学は1年という短期でしたが，前半は下っ端の立場として働き，後半はリーダーシップが求められる立場で勤務しました．この前半と後半で驚くほど仕事内容も変わりましたし，勉強になることも増えました．そういった意味では，より充実した留学生活を送るためには，長期間働くと同時に，ある程度上のポジションも狙っていきたいところです．

3．長期になるとさらなる試験が必要

　ただし，私のようにlimited registrationという短期トレーニングプログラムで臨床留学している医師は，オーストラリアの場合は医師として働ける期間に限度があります．色々と抜け道はあるため数年は伸ばすことはできますが，より長い期間の留学を目指しているのであれば，追加の試験や書類の提出が必要になりますので注意が必要です．

4. 長期のデメリット

　臨床留学において，長期留学のデメリットはこれといって特別なものはありません．他の留学に比べると，医師としての給料が発生するため，金銭的にも比較的余裕があります．また，海外では雑務が少なくオンオフがしっかりしており，自己研鑽やプライベートの時間も日本と比べると格段に多く確保することができます．

　ただし，「留学のデメリット」にも書いていますが，配偶者のキャリアや子供の教育を考えると，すべてがハッピーかどうかは別問題です．また，日本でのキャリアは日本でしか積み重ねることができないので，将来日本で働きたいと思っている人は，日本で地道に働きキャリアを積み重ねていない分，自分を売り込むだけの大きな魅力を自分に身につけなければ，帰国後のポジションには困ることになるかもしれません．

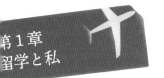

アクションを起こすなら，今

受け入れ先の都合

　この先，研究留学・大学院留学・臨床留学についてそれぞれ解説していく前に，留学について興味がある人には，**今すぐアクションを起こすことをおすすめしたい**と思います．なぜなら，留学の準備というのは時間がかかると同時に，自分の都合だけでなく，受け入れ先の都合というのも存在するからです．

1．研究留学

　後述しますように，研究留学は，他の留学に比べ，当たり外れが大きいです．ボスや研究室との相性もありますし，研究の質やラボの規模，仕事内容も，研究室によって驚くほど異なります．

　「留学できればどこでも良い」という考え方では，せっかくの留学が時間とお金の無駄になりかねません．研究留学を有意義なものにするためには，ある程度自らの希望に沿った研究留学先を選ぶことが大切です．そして，**そのような留学先を選ぶためには，ある程度時間をかけた調査が必要**になります．

2．大学院留学

　通常，大学院留学のスケジュールは年単位で進むことが多いです．中には年複数回入学時期を設けている学校もありますが，多くは日本と同様に入学時期は年1回です．その入学時期から逆算して書類審査や試験の日程が決定されるため，**受験に関するスケジュールも年単位で考えなければなりません**．

　多くの大学院では，英語の試験や推薦書，自己推薦文の提出が求められますし，大学院受験の点数をクリアするためにもある程度の時間が必要になります．そのため，受験を思い立っても実際に受験できるのは先になりますし，仮に必要条件を満たしていたとしても，タイミングを間違えると受験は1年後になってしまします．

また，それぞれの学校で受験に必要な条件や試験は異なりますし，"waiver"といって人によっては試験や点数が免除されることもあります（たとえば，USMLE Step 2 CS を取得していれば，TOEFL や IELTS は免除，など）．ホームページには書いていない情報もあるため，興味のある学校のアドミッションオフィスに直接連絡をとり，その情報に基づいて年間の対策を立てる必要があります．

3. 臨床留学

臨床留学におけるトレーニングプログラムの多くは，年1〜2回の開始時期を設けており，そのタイミングで他の医師たちと一緒に勤務を開始する，といったケースが多いと思います．また，**プログラムによっては，数カ月から数年先までポジションが埋まっている**こともあるため，臨床留学に必要な試験に合格したからとって，すぐに留学が実現できるわけではありません．

また，IELTS といった英語の試験の有効期限は 2 年間と設定されており，その間に何とか採用されなければなりません．資格さえ取れば働けるわけではなく，就職先を見つけるためには時間やコネも必要になります．いざ留学先のポジションを見つけた時には英語の試験の有効期限が切れている，といった最悪の事態を避けるためにも，**就職先に関する情報やコネ作りは，今から始めておくべき**です．

思い立ったが吉日

留学したいと，思い立ったが吉日です．研究留学であれば，研究室探しから始めましょう．PubMed で興味のある研究分野の著名人を探し，直接メールを送るなり，学会で直接会いに行くなり，積極的に動きましょう．大学院留学であれば，アドミッションオフィスに連絡し，受験に必要な条件や資格を調べましょう．臨床留学に関しても，国や病院によってその敷居はさまざまです．病院のプログラムマネージャーにメールを送り，いつならポジションが空いているのか，応募には何が必要なのか聞きましょう．

どの分野にしても，それらの経験者に連絡をとり，話を聞くことはとても重要なことです．有用な話が聞けるでしょうし，自分の理想とは異なる話も

あるかもしれません．それでも，理想のみを抱いて失敗しないためにも，今のうちにできることはしておくのが得策です．

　また，前述のような理由だけでなく，早期に行動を起こすことで，他のメリットも生まれます．それは，**モチベーションを保ちやすくなる**ことです．まだまだ留学は少数派ですし，周囲の理解が得られないことも多々あります．そんな中，試験勉強対策本の購入や，海外の人とメールでやりとりしているだけでも，留学に対する気持ちを繋げ，モチベーションを保ちやすくなります．

二の足を踏む必要はない

　海外の人に連絡するのはもっと英語が上達してからの方が良いのではないか，今の英語力では逆に悪印象を与えてしまうのではないか，といった意見を聞くことがあります．私も同様に考えていましたのでよくわかります．そんな方々にお伝えしたいのが，

> ・満足できる英語のレベルには到底ならない．
> ・海外の人は，英語が下手な人に慣れている．
> ・英語より，やる気の方が100倍重要．

という，私の経験によるものです．英語は少しずつでも上達はしますが，これなら大丈夫だ，と思うレベルには到底到達しません．また，海外には，想像をはるかに超えた「英語の下手」な人もたくさんいます．それでも，彼らは驚くほど積極的に喋ります．ですから，海外で国際的に活躍している人は下手な英語は聴き慣れています．そして，そんな下手な英語であってもしつこく何度も積極的にアプローチしてくるような「やる気のある」人は，海外ではとても好かれます．

　留学に興味があるものの，二の足を踏んでいる人は，ぜひとも最初の一歩を気軽に踏み出してみてください．

　留学全般について書き記した第1章は，これにて終了です．ここまでは，

　私の経験について解説すると同時に，研究留学・大学院留学・臨床留学をそれぞれ比較し，さまざまな観点から考察してきました．第2章以降は，それぞれの留学によりフォーカスを当て，私を含め留学経験者から得られた留学の有用な情報について解説していきたいと思います．

CHAPTER 2

研究留学

研究と臨床の両立は必要か

研究と臨床

　　最近，「研究と臨床，どちらを選ぼうか悩んでいる」「両立するのは無理な
のか」といった悩みを聞くことが増えました．私自身も同様の悩みを抱いて
いましたし，正直，今も解決できていません．もはや，永遠のテーマではな
いでしょうか．

　　私はこれまで，研究留学し，公衆衛生学大学院にも行き，アカデミックな
道を進むのかと思いきや，小児心臓麻酔といったコアな臨床に手を出し，そ
の関連分野で臨床留学まで経験してしまいました．ここでは，そんな私が考
えてきたことを少しでも言語化したいと思います．

突き抜けるには，どちらかに特化した方が良い

　　医学に限らず，**ある分野で突き抜けるには，その分野に特化した方が有利**
です．ある特定の分野に集中すればするほど，他人よりその分野において知
識も技術も優れ，「権威」と呼ばれるようになるかもしれません．私たちは限
られた時間しか持っていないため，本気で費やした時間が多ければ多いほ
ど，その分野においては他の人に対するアドバンテージとなります．

　　この「ある分野で秀でる」ということは，非常に重要です．たとえそれが
ニッチな分野であっても，**その分野の第一人者となれば存在価値が高まりま**
す．オンリーワンになれば，代わりのきかない人物として組織や地域，国，
そして世界から重宝されます．たとえば，私の研究留学時代のボスは，「とり
あえず何でもよいから，誰にも負けない分野を作りなさい」と常々言ってい
ました．そうすることで，自分が必要とされはじめ，道が拓けていくと．

　　何かにおいて秀でるという意味では，おそらく臨床か研究，どちらかを選

択し専念した方が良いのでしょう．では，そのどちらか一方を選択することが，必ずプラスに働くのでしょうか．物事，そう単純ではありません．

社会に還元できない研究になるリスク

　まずは，臨床を止めて研究に専念する場合を考えてみます．研究のみに特化した場合，それが社会的に解決すべき疑問なのか，それとも単に自分の探求欲・解決欲なのかの区別が難しくなることがあります．特に**医療現場で働くことを止めた医師が，日々変わる臨床現場の問題点を見つけ続けることは簡単なことではありません**．

　たとえば，臨床医は日々患者と接していますので，その仕事自体がある程度社会的還元となっています．そして，現場で働いているからこそ，何が必要で何が足りないのか，現場では何を悩み，何を解決すれば患者が利を得るのか，そういったことを日々考えることができます．

　一方，臨床現場で働いていない人が，日々変化する臨床現場の問題点を把握し続けることは至難の業です．マネジメントや政策にも通じますが，1年前の現場の問題点は，もう意味をなしません．現場の意見をヒアリングするという方法もありますが，ヒアリングの相手が実は現場におらず，現場の本当の意見を反映していないことはよくあることです．細分化されればされるほど，伝言ゲームになり情報が捻じ曲がって伝わります．

　「ある一つの壮大な臨床現場の悩みを，一生かけて研究で解決する！」くらいの意気込みがあるのであれば構いません．しかし，単に研究そのものが好きで研究者になるのであれば，次から次へと出てくる自分の疑問を解決するための研究となってしまうかもしれません．**「社会的意義のある研究をすべき」**という考え方に基づけば，研究のみに特化してしまうと，**現場でのニーズから知らず知らずのうちにかけ離れてしまう危険**があります．

　この「社会的意義」という考え方，大学院留学に際して私を奨学生として支援くださった吉田育英会で非常に大切にされていたことでした．吉田育英会が奨学生を選ぶ際，それぞれの応募者の研究がどのような社会的意義を持つのかを，とても重要視していました．どれだけ面白そうな研究であろうと，

どれだけ難解な問題に挑もうとしていても，それが個人的な探究心のみであってはいけません．後付けでない社会的意義のある研究，解決すべき社会的問題点に発した研究というのが，とても大切なのだと思います．

独りよがりの臨床は危険

　逆のケースを考えてみましょう．論文を読まずに自分の経験のみで医療を行う，ひと昔前のスタンスは論外ですが，ガイドラインを把握し論文を読んでいれば，臨床医は研究を自ら行う必要はないのでしょうか．

　第一に，**研究を全く行わない臨床医は，他人を批評し自分を正当化する危ない人になってしまうか，ただの雑学王になるリスク**があります．自ら研究を行い論文を書いた人ならわかると思いますが，論文を読むのと書くのとでは，天と地との差があります．どんなに有名な雑誌に載っている研究であっても完璧な研究というのはなく，批判しようと思えばいくらでも批判できます．私レベルの医師でも，批評はとても簡単です．

　一方，そんな偉そうな批判的コメントができる人間であっても，自ら研究を行い論文を投稿すると，（言い方が悪いですが）大したことのない雑誌であっても，驚くほどの批判的なコメントを返されることが多々あります．「言うは易く行うは難し」，さながら「**読むは易く書くは難し**」です．

　他人の論文を批判ばかりしている人間は，結局はそのようなエビデンスや研究結果に耳を傾けず，自らの臨床を正当化してしまう，独りよがりな臨床医となってしまう可能性があります．また，この論文はこう言っている，新しいガイドラインはこう変わった，と偉そうに語る雑学王は，深く論文を読み込めていないため，全く異なる結果となった新しい論文やガイドラインに振り回されます（←昔の私ですね）．

　第二に，自ら研究を行い論文を書く過程で，**「批判される」ことこそが良い臨床医を形成する上では大切**です．日々の臨床行為について（その病院外の）第三者に批判されることは，医療過誤などよほどのことがない限りありませんよね．学年が上がりポジションが上がれば上がるほど，（表立って）自分に批判的な態度をとる人間はいなくなります．研究をすることで定期的に第三

者の目にさらされ，批評されるという過程こそ，他人の意見にも耳を傾け改めることのできる臨床医であるためには重要です．

　もちろん，生粋の臨床医の中にも，他人の意見に真摯に耳を傾け，論文を謙虚に読むことができる方がいます．みんながそうであれば良いのですが，残念ながら多くはありません．

研究も臨床も，止めると能力が落ちる

　研究は，止めるとその能力は着実に落ちていきます．厳密には，**費やす時間が減るだけで，その能力は落ち始めます**．私は基礎研究ではなく臨床研究をしてきましたが，たった一つの研究を「正しく」遂行するためには，基本である疫学や統計についての膨大な論理と知識が必要です．それらを日々使わなければ，次々と忘れていきます．ついには，研究の質が低下し，何のインパクトもない「初めからやらなくてよかった」研究になりかねません．

　このような事実は，**研究だけでなく臨床も同じ**です．「雀百まで踊り忘れず」と言いますが，**踊りの質は劣化**します．臨床にすべてを費やしていた頃は静脈確保のため100回穿刺したら1回失敗するかどうかだった麻酔科医が，臨床の時間を減らすと100回中5回失敗するかもしれません．95回も成功するじゃないか，ではありません．患者によっては，今すぐ太いラインが欲しい超緊急事態のこともありますし，この静脈を潰せばもう次はない新生児かもしれません．その1本こそが，目の前の患者（n＝1）の生死を分けます．麻酔の質も同じです．昔はちょっとした変化にすぐに気づけた麻酔科医が，臨床の時間を減らすと麻酔中のそのような微妙な変化に鈍くなってしまいます．

理想の上司はスーパーマン？

　医師は特殊な人たちの集まりで，プライドが高く簡単には他人を認めません．**臨床能力や研究能力が欠けているとそれだけで軽蔑してしまう傾向**にあります．臨床が第一だと思っている臨床医は，研究や管理職を臨床の下にみます．逆に研究者の中には，自分たちは臨床家よりも多くの人を助け崇高な

仕事をしていると思っている人も少なからずいます.

　日本の臨床医の中には,バックグラウンドは医師であった医系技官や経営コンサルタントの意見やアドバイスに耳を傾けないどころか,彼らの存在を敵視さえしてしまう人もいます.逆に,後者の中には,臨床医をただの労働者として捉え,自分たちの理想を実現するための「駒」のように考える人たちもいます.

　日本は特殊な国です.昔からオールラウンドプレーヤーが崇拝されます.医療界においても,**医師の二本柱である臨床と研究を最低限両立し,彼らの立場や考え方を理解する**ことは(この「最低限」というのがまた難しいのですが),**人望を集める強力なツール**となります.

　たしかに,個人レベルでは,臨床と研究のどちらかに特化すべきか,両立すべきか,という議論は成り立ちます.しかし,集団レベルでは臨床と研究の両方が不可欠です.どちらか一方の医学はありえません.そのような集団を束ねる人物は,それぞれに特化した「濃い」人物たちもまとめ上げなければなりません.将来,日本である程度のポジションに就くことを考えている人であれば,両者の立場になって考えることのできる「両立」は一手かもしれません.

おわりに

　Pros/Cons「あるある」ですが,どちらか一方を選ぶべきか,両立すべきかの結論は,結局出ませんでしたね.期待していた皆さん,すみません.

　ただ,考える上での判断材料は増えたと思います.あとは,自分の価値観＋上記の中で,どの評価基準を採用するかだと思います.あるものをとれば,あるものを失う可能性があるのは仕方ありません.トレードオフです.優先順位や判断基準が変われば,どこかのタイミングでどちらか(またはどちらも)止めることがあっても不自然ではありません.

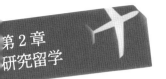
海外の医師が使う統計ソフト
～総論～

研究留学や大学院留学で必要となるデータ解析

　　　データをある程度自分で解析するためには，統計ソフトが必要になります．研究留学や大学院留学でも，統計ソフトを用いて解析する機会は多々あります．しかし，どのソフトを使えば良いのか悩みますよね．特に統計学者やデータサイエンティストといったデータ解析を本業としない人にとっては，あまりに複雑なソフトは御免です．

　　　そこで，**医師（MD）が研究・データ解析を行う際に候補となる統計ソフト**について，これまでの留学経験を元に，それぞれのソフトの特徴や人気度，使用する人の背景などについて2節に分けて述べたいと思います．本節では総論として，**プログラミングのようなコード（code）の打ち込みが必要か否かという観点から大別し，考えてみます**．

Reference 📎
コード

「コード」とは，パソコンへの命令を文字にしたものです．計算だけでなく，文字の書式を変更したり，表やグラフを描いたり，実は何でもコードで指示することができます．そして，データの解析（統計）も，コードで指示することができます．

たとえば，Rという解析ソフトを用いてt検定を行う場合，

```
t.test（dat$BMI［dat$malesex==1],dat$BMI［dat$malesex==0],var.equal = F）
```

といった感じで，すべて**英数字でソフトに解析方法を指示**します．

一方，コーディングが不要なソフトの場合，データを読み込んだ後，変数を**マウスで選択（クリック）**し，t検定というボタンを選択（クリック）することで，同様の解析を行うことができます．

コーディングが必要なソフトとそのメリット

　解析時，上記のようなコードを打ち込まなければならない統計ソフトがあります．R，Python，SAS，STATA といった統計ソフトがそれに分類されます．それぞれのソフトの特徴は，次節をご覧ください．

　「コードを打つなんて面倒臭い」と思われるかもしれませんが，それぞれのソフトに必要な「言語」さえ理解し，コードが書けるようになれば，負担は圧倒的に軽減されます．

1．解析のやり直しが楽

　サンプルが追加になったなどの理由で元データが変わった際，コーディングが不要なソフトを用いて解析していた場合，すべての解析をやり直す必要があります．データを読み込み，解析方法を選択し，回帰分析であればその変数を決める，といったプロセスを，毎回行わなければなりません．単変量・多変量など，100個の解析があった場合，100回の解析をもう一度はじめから行わなければなりません．

　一方，コードを用いて解析を行うソフトであれば，すべてのコードが残っていますので，**読み込むデータを変更するだけで残りの解析をすべて自動**で行ってくれます．100個解析があろうと，他は何も変更する必要がありません．文字どおり，「一瞬で」修正できます．

2．データクリーニングが可能

　そもそも，データとは初めから解析に適した形式ではありません．統計ソフトで解析できるような状態にするには，「データクリーニング」といってデータを整える必要があります．実際に大きなデータを扱って研究をした人ならわかると思いますが，この**データクリーニングが最も大変な作業**です．臨床研究で言えばこのデータクリーニングが全体の9割程度の労力を必要とし，統計の解析に必要な労力なんて残りの1割程度です．

　コードを理解してない人がデータクリーニングを行う唯一（？）の方法は，エクセルではないでしょうか．これもやった人ならわかると思いますが，エクセルを用いたデータクリーニングは非常に大変です．大きなデータになる

とエクセルは動きが重くなり，頻繁に固まってしまいますし，ミスを犯した際もそれを修正するためには手間も時間もかかります．

しかし，特に R や Python は**データクリーニングも簡単**にできます．エクセルよりも，数百倍簡単です．そして，もし仮にミスを犯していても，当該部分のコードを修正するだけですべて OK です．こちらも文字通り，「一瞬で」修正後のデータクリーニングが完成します．

データクリーニングと解析の修正力は，コードを練習する時間を考えても余りあるメリットです．ミスを犯してすべてやり直すのに 2 週間かかるようなケースであっても，R や Python であれば 5 秒で修正完了です．

3．信頼性（再現性）が高い

上記のメリットと共通しますが，やはりコードが残っていることが良いことです．研究は，**誰がやっても同じ結果になるという「再現性」が大切**です．コードと元データがあれば，誰がやっても同じ結果になります．これまでの研究の多くがこのような再現性に乏しいとも言われていますので，データクリーニングも含め解析過程をすべてコードにして残すということはとても重要なことです．

4．動きが軽快

統計ソフトに限らず，マイクロソフト社のワードやパワーポイントといっ

Reference 5

R や Python との出逢い

留学するまでは，私はエクセルでデータクリーニングを行い，市販の統計ソフトを用いて解析していました．ミスを犯した場合にその前のデータに戻れるよう，クリーニング中のデータを頻繁に別名保存していました．しかし，初期段階でミスをしていた場合，そこからすべてを修正しなければならないため，気が遠くなる思いをしたことが何度もあります．それでも，当時はそれが仕方のないことであり，研究を行う医師が通らなければならない道だと思い込んでいました．

しかし，**留学して初めて R や Python に出逢い**ました．データクリーニングから解析まですべて R や Python でやるわけですが，その利便性・時間の節約には度肝を抜かれました．そして，**これらを使いこなせる海外の医師が多い**ことに驚かされました．なぜ以前はあんなに面倒なことをコツコツとしていたのでしょうか．今考えると，馬鹿みたいだと思ってしまうほどです．

た，ボタンをクリックして動かすソフトウェアは，動きが重い傾向にあります．それは，ボタンをクリックすることでソフトが自動的にコードに変換し，パソコンに命令する，という手順を踏んでいるためです．一方，コードを打ち込むタイプのソフトは，そのようなプロセスをスキップして直接パソコンに命令することができます．そのため，気持ちいいほどサクサク動きます．

コーディングが必要なソフトのデメリット（？）

コーディングするタイプの統計ソフトにも，当然デメリットがあります．それは，プログラミング言語の勉強が必要なことです．これは，ほぼ唯一にして最大の問題点でしょう．特に，パソコンに詳しくない人にとっては，プログラミングやコードという言葉を聞くだけで，「自分には無理」と思ってしまうこともあるかと思います．では，統計ソフトで使うようなコードを自分で理解し，書けるようになることは，どのくらい難しいことなのでしょうか．

私は，今も昔もパソコンに疎い人間です．**留学するまでは，"R"，"Python"，"SQL" といった言葉を全く聞いたことがありませんでした**．おそらく多くの臨床家が SPSS や JMP といったコーディングが不要な統計ソフトを使って研究をしていると思いますし，私もその一人でした．周囲にもそうでない人（コーディングを使って解析している人）がいなかったので，エクセルを使ってデータクリーニングを行い，コーディングが不要な統計ソフトを使って解析することに，何の疑問も持っていませんでした．

しかし，留学して初めて SAS や STATA，R，Python というさまざまな言語を使った統計ソフトの存在を知りました．そして，それらを使えることが，決して特別ではなく，ある意味当たり前のことであることも知りました．さらに，いざ勉強を始めると，意外に簡単であることもわかりました．たとえば，R の勉強を始めて 1 カ月を過ぎた頃から R 言語を「読める」ようになり，3 カ月を過ぎた頃にはかなり自分で「書ける」ようになっていました．**勉強を始めて半年も過ぎた頃には，自分の研究のデータクリーニングや解析など，ほぼすべて R で行えるようになっていました**．このように，初心者の私でさえ数カ月である程度にまでなりましたので，コーディングの習得は多くの人にとって無理難題ではないと思います．

コーディングが不要なソフトのメリット・デメリット

SPSS や JMP といった，市販のソフトがコーディングが不要なソフトの例として挙げられます．メリットやデメリットに関しては，コーディングが必要なソフトの逆です．

メリットとしては
- プログラミング言語を知らない初心者でも簡単に使える
- コードの練習がいらない

デメリットとしては
- 解析のやり直しが面倒
- データクリーニングはエクセルなど他のツールを使う必要がある

といったところでしょうか．

まとめ

留学すると，驚くほど多くの医師が，本節で解説したようなコードが必要なものも含め，統計ソフトを使いこなしていることに驚かされます．もちろん私のように留学後に学び身につけても良いと思いますが，このような便利なものがあると知った読者の方々は，留学前にある程度スキルとして身につけておくことをおすすめしたいと思います．留学がより充実したものになるでしょう．

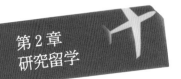

オススメの統計ソフト
～各論～

海外の医師が使う統計ソフト

　　前節は，医師（MD）が使う統計ソフトと称しまして，コーディングが必要なソフトとそうでないソフトに大別し，それぞれのメリットとデメリットについて述べました．そして，**海外では，それらのコーディングが必要な統計ソフトを使いこなす医師が多い**ことも書きました．

　　そこで，各論と称しまして，特にコーディングが必要な統計ソフトについて，より詳しい比較をしていきたいと思います．

R

　　まずはRというアルファベット一文字の統計ソフトからみていきます．

1．無料

　　多くの統計ソフトが高額であるのに対し，**Rは何といっても無料**であることが大きな特徴です．誰でも簡単にダウンロードできます．そして，無料であるがゆえに，世界中に多くのユーザーがいます．この「ユーザーが多い」ということは，以下に紹介する点で，とても大きなメリットとなります．

2．パッケージが豊富

　　統計は，数式や確率の集まりです．複雑な検定になってくると，たった一つの検定のためのコードが，数行から数十行に及ぶこともあります．しかし，このコードの集合体をたった一行で集約することができます．それを可能とするのがパッケージ（package）というもので，**優秀なユーザーたちが，自発的にさまざまなパッケージをつくって無料でインターネット上に公開して**

います．そのパッケージを使えば，自ら数十行のコードを書かなくても複雑
な解析が可能となり，非常に便利です．

3. さまざまな解析が可能

　統計の手法は現在も日々進歩しています．そのアップデートまたは新しい
解析方法を，世界中のユーザーが我先にパッケージにしてくれます．後述す
る SAS よりも，可能な解析方法は多くなります．R にできて SAS にできな
い解析はありますが，SAS にできて R にできない解析はないと思います．

4. 疑問を解決しやすい

　R を使った統計で疑問がある場合，Google で検索することで，大体解決で
きます．皆，同じような疑問をもっているんですね．同じような質問と解決
策がインターネット上に散らばっていますので，困った時に非常に助かりま
す．

5. 正当性に疑問あり？

　ただし，無料ソフトであり，それぞれのパッケージに含まれている func-
tion（機能）が本当に正しいコードから構成されているかどうか，その信頼
性を疑問視する声もあります．たしかに有料ソフトのように企業が販売して
いるものではないため，何か問題があってもパッケージを開発した個人が責
任をとる訳ではありません．中には，正式な論文の解析に R を使うべきでな
い，といった声も聞いたことがあります．

　しかし，いざ最近の論文を読んでみますと，かなり有名な雑誌でさえ R を
使って解析している論文が非常に多いことがわかります．また，ハーバード
公衆衛生学大学院（HSPH）の統計学者の卵（博士課程の生徒）たちも，ほ
とんどが R を使っていました．おそらく，信頼性についてはあまり心配しな
いで良いのだと思います．

SAS

　こちらも R と同様，コードを書くことで解析ができる統計ソフトです．R
との違いを考えてみましょう．

1. 使用ライセンス料が高額

　SAS は，SAS institute という企業が販売しています．ソフトを使うためには，お金を払わなければなりません．身分（教職員/学生 etc）によっても異なると思いますが，個人で契約すると初年度は $8,000 を超える（!!）支払いが必要のようです．個人で購入するのは，ほぼ不可能でしょう．

2. 信頼性が高い

　企業が販売しているだけあり，その信頼性は高いです．もちろん，正式な論文でも何の問題もなく使えます．

3. 簡単なコードで多くの情報量をアウトプット

　たとえば，連続変数が正規分布しているか否かを評価したいとしましょう．SAS であれば，たった一行のコードで，サンプル数，平均値，中央値，四分位，歪度，尖度，複数の正規分布検定法など，これでもかというくらいの情報が一度にアウトプットされます．一方，R では（パッケージを使わない限り）それぞれに対しコードを書かなければなりませんので，コード量が数倍になります．裏を返せば，SAS は覚えなければならないコードも少なくてよいということにもなります．

4. 公衆衛生学大学院で多く使われる（特に教師）

　ハーバード公衆衛生学大学院（通称 HSPH）の教授陣は SAS や STATA（後述）を使う傾向にあります．一つ目の理由は，やはり信頼性が高いからでしょう．二つ目の理由は，SAS は講義に向いています．簡単なコードから多くのアウトプットを得ることができ，コーディングの説明に多くの時間を割かず，本来の目的である統計を丁寧に説明することができます．

　一方で，前述のように R の方がさまざまな解析が可能であり，同じ検定であっても設定を細かく変更しやすいことから，同じ HSPH であっても若い統計学者や博士課程の学生は，SAS よりも R を好んで使っている傾向にあります．

STATA

　STATA の特徴としては，以下のような点が挙げられます．

1. コーディングの練習が（そこまで）必要ない

　コーディングという意味では，RよりもSASの方が簡単ですが，そのSASよりも簡単なのがSTATAです．一応，「コーディングが必要なソフトウェア」に分類されますし，たしかにコーディングが必要ではありますが，そのコードは非常に単純で，多くはマウスでボタンをクリックすることで済んでしまいます．個人的には，もはやコーディングの不要なソフトに分類しても良いのでは？と思ってしまうくらいです．

2. 安い

　Rのように無料とまではいきませんが，SASと比べると安いです．学生の基本プランですと年間$100未満で済みますし，$230ほど支払えば永久的に使えます．

　以上のようなメリットから，**アメリカでもオーストラリアでも，STATAを用いて研究を行っている医師が比較的多い**ような印象を受けました．また，HSPHも講義で正式にSTATAを採用していました．

Python

　Rはデータクリーニングといったデータ処理もできますが，基本的には統計ソフトという位置付けです．それに対し，Pythonはデータ処理や機械学習といった領域が主である「言語」ですが，統計解析も可能です．

1. 無料
　Rと同じく無料です．簡単にダウンロードできます．

2. データサイエンティストに人気

　前述のように，データ処理や機械学習といった領域で活躍している人たちに人気があります．私はマサチューセッツ工科大学で講義を受けたことがありますが，そちらの教官や生徒はPythonを好んで使っていました．

3. コーディングの練習が大変？

　SASやSTATAと比べると，明らかにコーディングが大変ですし，練習が必要です．そして，Rと比較してもPythonはやや玄人向けにも思います．

4. 統計が苦手？

　前述のように，基本的にはデータ処理や機械学習といった領域でより本領を発揮するプログラミング言語です．元々は統計のための言語ではありません．したがって，R と比べると統計にはやや不安があったようです．しかし，近年の爆発的な人気により，Python で統計を行う人も増加し，さまざまなモジュール（R でいうパッケージ）がインターネット上で公開されています．おそらく統計という分野においても，R に劣ることはないかもしれません．

コーディングが不要なソフト

　コードをわざわざ打たず，画面上のボタンをクリックするだけで解析が可能なソフトがあります．**検定方法や回帰分析に入れる変数など，すべてクリック形式で選択可能**です．SPSS，JMP，PRISM，EZR（easy R）などの統計ソフトがこちらに分類されます．

　私は JMP（＋SPSS）しか使ったことがないため，申し訳ありませんが，

Reference
プログラミング言語
よく，「プログラミング言語」という言葉を聞きますよね．この「言語（language）」というのは，非常に面白い表現だと思います．

まず，このプログラミング言語も「読み」「書き」が存在します．それぞれのコードが何を意味しているのか「読める」必要があり，そして自分で「書ける」ようにならなければなりません．まさに，「言語」ですね．

他にも通常の言葉との共通点があります．たとえば，海外では 2 言語（bilingual），3 言語（trilingual）話せる人間が数多くいます．英語，スペイン語，ドイツ語，フランス語……といった感じです．彼らは，アルファベットを使っている時点で何かしら共通点があり，1 つの言語を習得したら，2 つ目以降の習得は比較的簡単といいます．一方，パソコンのプログラミング言語も同じような印象を持ちます．すなわち，1 つのプログラミング言語を習得したら，2 つ目以降は難しくない，ということです．

私はパソコン系には疎い人間であり，留学まではコードとは無縁の人間でした．しかし，留学中に R（や SAS）と出会い，それらを初めて勉強しました．ある程度 R のコードが「読める」，「書ける」ようになった後に Python も勉強したのですが，両者の考え方自体は非常に似ており，理解するのに多くの時間はかかりませんでした．

そういった意味で，「言語」という表現は的を得ていると思います．

これらを比較することができません．しかし，どれも「初心者にとって簡単に」使えるように作られていると思います．ソフトによっては，美しい図や表，グラフも作成してくれます．ただ，コードさえ打てるようになれば，RやPython の方が，より自分の意図に沿った解析，表やグラフの作成が可能になると思います．

まとめ

最後に，MD による統計ソフトの選び方を，以下のように簡単にまとめました．

・メインは臨床家として働きつつ，負担にならない程度に研究も行いたい医師
　　→ コーディングのいらない市販の統計ソフト
・臨床医は続けるが，研究もガッツリと行いたい人
　　→ 個人で使うなら R，STATA
　　→ 施設で契約しているなら SAS
・MD ではあるものの，研究の方がメインで統計や機械学習といった分野で活躍したい人
　　→ Python，R

といった感じで考えたらいかがでしょうか．

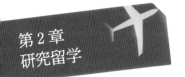
研究留学の方法

医師の研究留学

　　研究留学は，おそらく医師が経験する留学の中で最も多い留学形態ではないでしょうか．私の場合も，初めての留学はアメリカへの研究留学でした．大学院留学や臨床留学と異なり，多くの場合は試験など不要ですので，比較的敷居の低い留学形態といえるでしょう．

　　では，医師が研究留学をするためには，具体的にどのような方法があるのでしょうか．本節では，大学の医局に属するなど誰かの紹介で海外のラボに留学する方法と，海外のラボに個別に直接交渉する方法に大きく分け，解説していきます．

紹介で留学する方法

　　大学医局を通して留学するためには，当然ですが医局に入局しなければなりません．どこの大学医局でも，ある程度海外のラボにツテやコネを持っています．そのようなラボに，医局の先人たちが留学してきた歴史があり，タイミングが合えば次の留学が自分に回ってきます．

　　希望者の中のどのくらいが留学に行けるかは，医局次第です．留学できるのはエリートのみで，大学で結果を残した人間のみにチャンスを与える大学もあります．一方で，希望者全員に留学のチャンスを与える医局もあります．もし大学経由で留学したいと思っている人は，医局内で海外留学をした医師の割合などあらかじめチェックしておくと良いでしょう．

　　ちなみに，医局に入らず，**市中病院の上司や先輩のコネで研究留学する方法も**あります．医局に入りたくない人にとっては魅力的かもしれません．しかし，上司や先輩のコネだけでなく教室全体としてのコネクションを持って

いる大学病院と比較し，市中病院では留学という席が少ないことには気をつけなければなりません．留学をチラつかせて勧誘する市中病院もありますが，そのようにして集まった医師の間で数少ない留学という席を争わなければならず，競争率が高くなります．また，市中病院は医師一人当たりの役割が大きいので，いざ留学となったら代わりの医師がいないからもう少し待って欲しい，といったことが起こりかねないので注意が必要です．

直接交渉

　もう一つの方法は，**ラボのトップと個別に交渉**し，留学の道を開く方法です．具体的には，まず，自分がやりたいと思う研究の先駆者的な人を探します．その道の有名人でも良いですし，PubMed などで論文を読み漁り，その分野で筆頭著者（first author）や，責任著者（corresponding author）として何本も論文を発表している人を見つけます．次に，国際学会などでその人の講演や発表を聞きに行き，質問や挨拶をします．そしてその場で，または後日面接を申し込む，というものです．

　結構ガツガツしているな，そんなので成功するのか？ と思われるかもしれませんが，このような方法で留学先を見つけた日本人に何度も遭遇しました．意外に，留学先を見つける鉄板の方法だと思います．特にアメリカ人は，やる気のある人が好きです．**自分から積極的に行けば，道が開ける**ので頑張ってください．

　私の場合は，当時医局に属していたため，はじめは大学医局を通したコネを用いて研究留学に行きました．しかし，2回目の留学であるハーバード公衆衛生学大学院では，学業と同時並行で研究もやりたかったため，上記のような方法で自ら個別にいろんな研究室のボスにメールを送り，直接面談をしてもらいました．そして，その中から自分がやりたい研究ができそうなラボを選び，大学院留学中であっても研究室に所属し研究をすることができました．

ツテやコネの重要性

　　この「ツテ」や「コネ」は，言葉の響きとは裏腹に非常に大切です．**「ツテ」や「コネ」があるということは，先人たちが留学中に素晴らしい成果を残してきたことを意味**します．留学先としては，次も同じような仕事をしてくれる人を欲しがっているということであり，留学生としても留学し懸命に仕事をすれば成果を出せる可能性が高いということです．そういった意味で，先人たちが留学しており，「ツテ」や「コネ」が切れずに育まれてきたということは，留学が成功する大きな予測因子の一つだと思います．

　　留学でよく聞く失敗談は，「最初の数カ月は何をしていいかわからずただひたすら時間が過ぎ去った」というものです．それまで全く先人がいないラボは，ある意味「賭け」です．もちろん素晴らしいラボかもしれませんが，成果を出せるだけの素地のないラボかもしれません.「俺が初めてだが，開拓者になってやる」的な意気込みは大事ですが，特にアメリカは差別社会です．簡単には乗り越えられない壁があるので，注意が必要です．

　　最初に述べましたように，研究留学は，他の留学に比べ敷居が低く，比較的簡単に留学することができます．一方で，研究室の大きさやレベルもさまざまですし，研究留学中の成果も驚くほど人それぞれ差があります．そのため，次節では，研究留学を成功させるための方法について考えていきます．

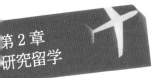
研究留学を成功させるために
〜留学前〜

研究留学は当たり外れが多い

　　研究留学は，当たり外れが大きくなります．なぜでしょうか．大学院留学や臨床留学と比べながら考えてみましょう．

　海外の大学院の多くは，大きな団体から認可（アメリカの公衆衛生学大学院では，Council on Education for Public Health から認可を受ける）されていることが多く，どの大学院であっても（その認可さえあれば）ある程度の教育の質が担保されます．また，学生からの評価は大学への人気や志望者数に直結します．そのため，大学側も必死ですので，大学院留学生（学生）が「何も得られない」といった状況に陥る可能性はほとんどありません．

　臨床留学であっても，通常の病院は公的に監査を受け認可されています．患者に害が及ばぬよう，院内外では医師（労働者）に対する教育も並行して行われます．海外で本物の患者を相手に医療を提供しなければならないですし，留学生が臨床医として「ハズレ」といった感覚を抱くことはあまりないでしょう．

　一方で，研究留学においては，**それぞれの研究室を公的に認めるような第三者機関は通常存在せず，それぞれのボスが自ら人を集め，ラボを開設しているだけ**のことがあります．そのため，研究の質やラボの規模，仕事内容も驚くほど多岐にわたります．

　また，「お金」という観点からも注意が必要です．臨床留学では，医師として働くため，その対価として給料が支払われますし，労働者として国や雇用主から守られます．大学院留学では給料は出ませんし，逆に学費を払わなければなりません．しかし，大学側には学費を受け取っているだけの対価，す

なわち教育を与える義務が生じます.

　一方，**研究留学にはこのような双方への「お金のやりとり」がないことも**少なくありません．すなわち，ラボに滞在中，留学生は給料を貰うことができませんが，お金を支払う必要もない，という状況です．一見，ただの中間的存在にも見えますが，お金というのは責任を付随させるものです．給料があれば労働責任が生じますし，学費を徴収すれば対価として教育を施す責任が生まれます．しかし，**無給の研究留学には，留学生と研究室の双方に，何の義務も生じさせません．**このような背景から，研究留学中「何をやってよいかわからぬまま時間だけが過ぎ去っていった」といった研究留学生が後を絶たないのだと思います.

　以上のような理由からか，研究留学では大学院留学・臨床留学といったその他の留学と比較し，「こんなはずじゃなかった」という思いを抱いて帰国する人が少なくありません．私の知り合いにも，留学先に恵まれず，才能があるにも関わらず特別な業績を上げられず帰国した人が数多くいます．もちろん，本当に凄い人は，どんな環境でもチャンスを掴めるのだろうと思います．しかし，**私のような環境に左右されやすい「普通の」人は，留学先の当たり外れによって留学の成否が大きく変わってしまう**ことは十分にあり得ます.

　「留学できれば何でもいい」は間違いです．貴重な経験を無駄にしないためにも，まずは留学前にすべきことを考えてみましょう.

ボスを評価

　研究留学を成功させる最も重要な因子は，ボスの人間性と自分との相性だと私は考えています．後々述べるような，ラボの大きさや論文の質の高さなどは，すべて二の次です.

　ここでも，研究留学は，大学院留学や臨床留学とは趣を異にします．大学院留学では講義によって教師は変わりますし，数多くの講義の中である特定の教授とのみ深く関わり合うといったことは（意図しない限りは）ありません．臨床留学においても，日々の臨床業務において特定の上司のみとしか働かないといった状況はほとんどありません．一方で，**研究留学は比較的狭い**

世界で生活することが多く，それぞれの研究において，ボスやスーパーバイザーと密にコンタクトを取りながら研究を推し進めていくことになります．

　面倒見の良い上司，自由にやらせてくれる上司，厳しく指導してくれる上司，寛容な上司など，海外にもさまざまな人がいます．長時間密に時間を過ごし仕事内容を共有する指導者との関係性がうまくいかず，自分との相性が悪いと，留学生活は最悪なものになりかねません．

　少しでもボスのスタンスを見抜くためには，留学前に見学なり直接話すことをおすすめします．また，その研究室への留学生や留学経験者を見つけることができれば，ぜひとも上司の噂を聞いてみましょう．ポイントとしては，以下の点です．

> ・**返信の早さ**
> 　メールに対して素早く丁寧に返してくれるボスは，仕事をする上で助かることが多いです．
>
> ・**話しかけやすさ**
> 　たとえば，ボスの部屋のドアは開いているかを見てみましょう．たったこれだけのことですが，話しかけやすさを推し量る良い手段です．
>
> ・**会える頻度と中ボスの存在**
> 　ボスは忙しく，中々会えないことも少なくありません．その場合，中ボスが実質の指導者となることもあり，ボスだけでなく中ボスの人格も非常に大切になります．
>
> ・**指導**
> 　直接の指導や添削がされていることが望ましいです．前述の通り，実質放置されているだけの研究室もあります．
>
> ・**ミーティングの多さ**
> 　海外のミーティングは，ディスカッションをするための非常に大切な機会です．研究をより良いものにするミーティングの機会や回数についても把握しておきましょう．

ラボを評価

　上司の次に大切なものは，**研究室での仕事内容**です．自分が留学中に何を

したいのか，どのようなスキルを身につけたいのか考え，それに見合った研究室を選ぶ必要があります．そして，ラボの特徴や仕事内容に関しても，やはりそのラボへの留学経験者に話を聞くのが一番です．

　たとえば，臨床研究であれば，①研究の立案，プロトコルを作成，②倫理委員会に提出，③患者説明・同意取得，④データ収集，⑤データシート入力，⑥データ解析，⑦論文作成，という過程を経なければなりません．**この過程のどの部分が留学生の仕事であるのか**，ということです．

　研究計画・プロトコルをラボ内で作成しているのか，データクリーニングは誰がやっているのか，解析の担当者は誰なのか，留学生の実績や論文数など，留学前にぜひ知っておきたいです．

　以下に，研究室の違いによる仕事のパターンをいくつか挙げてみます．

1．①～⑦のすべてを一人の研究者が行う研究室
　日本のスタイルと似ているため，臨床研究の流れを一通り学ぶことはできます．しかし，効率は悪くなり，研究・論文数は少なくなりがちです．

2．これらの仕事を細分化し分担している研究室
　ラボによっては，それぞれの仕事を細分化し，流れ作業のように研究を進めていく研究室もあります．留学生は，①研究の立案，プロトコルを作成，⑥データ解析，⑦論文作成のみ行うラボもありますし，場合によっては統計学者を雇い，①と⑦のみに専念できる研究室もあります．

3．企業絡みの研究が多い研究室
　アメリカには，製薬会社からバックアップを受けた企業支援研究（sponsored trial）でビジネスを行っているラボがあります．そこでの仕事の中心は，③患者説明・同意取得，④データ収集，⑤データシート入力，になります．毎日英語を駆使するため英語は上達します．しかし，多施設の企業支援研究では，①プロトコル作成，⑥データ解析，⑦論文作成，といった仕事はその研究室の担当ではないことも多く，その場合は臨床研究の手法の習得・論文執筆といった観点からは，他と比べ劣ってしまいます．

4. 多数の大きなランダム化比較研究を行い大きなデータベースやコホート を持っている研究室

インパクトファクターの高い論文を数多く出版している研究室は，オーガナイズされた研究室でそれなりに大きなデータベースを持っていることが多く，研究助成金も潤沢にあることが多いです．既存のデータを用いたサブ解析で論文を書くことも可能ですし，留学中に同様の大きなプロジェクトに参加できる可能性もあります．一方で，規模が大きくなれば留学生も多く，競争も激しくなりますので注意が必要です．

給料の有無もチェック

研究留学では，給料が出る場合と出ない場合があります．また，最初の数カ月〜1年は無給で，その後給料が発生するケースもあります．何が違うのでしょうか．

まず一つは，先人の功績です．**先人がラボで結果を残し，その後任者として赴任する場合，給料が出ることが多い**です．

次に，**留学者**の研究者としてのスキルです．どれほど優れた臨床家であっても，研究という土俵では臨床能力は関係ありません．**研究者としてスキルがあれば，給料をもらえる可能性は高まります**．わかりやすい例では，博士号の有無ですね．博士号があるということは，アカデミックなスキルがあることを意味します．たとえば，ネズミの脳波を計測できるスキルを持っているのは世界で自分だけ，といった感じです．そのような貴重な人に対しては，自ずとラボもお金を出すでしょう．

最後に重要なのが，基礎研究と臨床研究の違いです．基礎研究者は，上記のような時に「マニアック」な研究スキルというものを持ち合わせていることが少なくありません．その場合，その研究スキルは重宝されますので，**基礎研究の方が（特に博士号取得後は）給料は出やすい**印象があります．

一方，臨床研究は臨床的疑問が大事であり，鋭い視点を持つ臨床家であれば，極端なことをいえば臨床研究のことをそんなに深く知らなくても，何となくの研究はできてしまいます．もちろん，臨床研究におけるスキルという

ものは存在します．疫学と医療統計がそれです．それらで学位を取得していれば，お金を払うに値するスキルを持っていることを意味するため，給料が出る可能性は十分にあります．また，臨床研究でグラント（研究費）をとってくることができる人も同様です．しかし，**臨床研究をかじったことがある程度では，留学先から給料をもらうのは難しいでしょう**．

人によっては，「留学中はあまり給料の話をせずに働きなさい」とアドバイスする人もいますが，留学生活で最も辛いことの一つは金銭面です．留学後に揉めないためにも，給料は出るのか，いつから出るのか，といったことは，留学前にある程度はっきりさせておいた方が良いでしょう．

見学のススメ

留学前に，一度でいいので**留学先のラボを見学することをおすすめ**します．そして，前記で述べたような事項について自分なりに評価することが大切です．

たとえばアメリカ社会は，施設に限らずすべての事項がピンキリです．また，ある人にとってはウマの合う上司やラボであっても，他の人には苦痛かもしれません．留学すれば大丈夫，アメリカで研究すれば安泰と思っているとしたら，それは危険です．能力があるにも関わらず，環境が合わず，チャンスに恵まれず，留学中に思ったような成果を上げられずに帰ってきた人も大勢います．

どんなボスや同僚がいるのか，本当にやりたい研究がそこでできるのか，留学する前に自分の目で確かめた方が良いと思います．人生で何回も経験できるわけではない留学です．失敗しないためにも，しっかりと留学先を見極めてください．

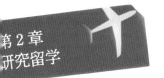
研究留学を成功させるために
～留学中～

研究留学中の心得

　前述したように，研究留学は他の留学と比べてその成否にばらつきが大きいように思います．もちろん，何をもって成功で何をもって失敗とするかはその人次第だと思いますが，たとえば研究留学であれば論文数は一つの目安になるかもしれません．1年半の留学で15本もの論文を執筆した知り合いもいますし，2年間の留学で1本も書けずに帰国した人もいます．

　せっかくの留学のチャンスですので，少しでも充実した留学生活を送りたいですよね．前節では留学前にチェックすべきことを述べましたが，ここでは留学中に気をつけるべき点について述べたいと思います．

「積極的」は好かれる

　日本では，謙虚であることが重要です．良い上司は周りを見ていますので，謙虚に日々やるべきことをこなしていれば，チャンスは勝手に降ってきます．「一緒に研究してみようか」「この研究テーマに興味ある？」「教えてあげるから統計も自分でやってみようか」など，実直に仕事をこなし待っていればチャンスは訪れます．また，平等性が大切にされる社会ですので，前回は彼がやったから，今回は彼女にさせてあげよう，というように，チャンスを平等に分配することもよく行われています．逆に，積極性を見せても，平等性の観点から断られることさえあり得ます．

　一方，海外では待っていても何も降ってきません．特に，アメリカ人は**現地で何の実績もない人にわざわざチャンスを与えるほどお人好しな国民ではありません**．「空気を読む」なんて特技は持ち合わせていませんので，気持ち

を言葉として言わなければ相手に伝わりません．そして何より**積極性が好かれますので**，**「○○をやりたい」と言うことで道が開ける**ことが往々にしてあります．手出ししすぎてどれも中途半端になってしまっては逆効果ですが，意思はしっかりと伝える必要があります．

ディスカッションに貢献する

　日本は個々のレベルアップとともに一つのことを極めることが得意であるのに対し，欧米はディスカッションを通じて皆でより良いものを作り上げることが得意です．そのため，**ディスカッションこそが大事なプロセスであり，ミーティングなどで発言しなければ，そこに何の貢献もしていないことと同じ**になります．

　たしかに，英語が苦手な日本人としては厳しいところではあります．正直，日本である程度臨床なり研究なりをしていれば，アメリカやオーストラリアでのディスカッション内容自体は，そこまで難解なレベルではありません．しかし，そこで**発言できなければ，そんなレベルの事項さえ知らないことと同じ**になってしまうので，要注意です．簡単なことではありませんが，少しずつでも発言できるよう頑張りましょう．

相手の顔色をうかがわない

　多くの日本人が描いているアメリカ人のイメージ通り，彼らは**良くも悪くも細かいことを気にしません**．嫌な時には顔や態度にすぐに出ますし，それを隠そうともしません．そして，それが相手に悪印象を与えようが，彼らは全く気にしません．逆に，相手から同様の振る舞いを受けたからと言って，自分が嫌われたとは全く思いません．

　留学当時，私はさまざまな場面で他人の顔色をうかがっていました．日本では当たり前の生きる術でしたが，アメリカでは必要ありません．前回のディスカッションですごく否定的なことを言われたからといって，彼らはそれを全く気にしていませんし，それが次回の会話に影響を与えることもありません．言いたいことは言って構いませんし，言わなければ損します．

もちろん，人間なのであまりにも我儘な人や自己中心的な人は嫌われます．しかし，**あなたが純粋な日本人であるならば，あなたが考える最大限の我儘を言ったとしても，海外では相手に悪印象は与えません**．世の中には日本人の想像をはるかに超える，とてつもない人たちがいますから．

とりあえずやってみる

これも日本との比較になってしまいますが，日本ではホウレンソウがとても大切です．何かやりたいことがあれば，事前に上司に報告・連絡・相談することが非常に重要ですし，それらが欠けていた場合，計画の是非に関わらず，その計画そのものが潰されることだってあります．

一方，**アメリカでは「まずはやってみる」といったスタンスで構いません**．細かいことを気にしない人が多いので，まずはトライしてみて，失敗すれば「残念でした」，成功すれば「よくやった！」となります．「本当にヤバい時にはストップがかかるから，ストップと言われない限りはどんどん進めて良いという意味なんだ」とアドバイスをくれた人もいました．

できないことはできないと言う

これは，研究留学に限ったことではないですし，日本でも同じです．**わからない，できないにも関わらず"Yes"と返事をしてしまうと，上司の望む仕事ができないだけではなく，結局は自らの評価を大きく下げてしまうこと**になります．当たり前ですが，知らないこと，できないことは恥ずかしいことでは全くありません．そもそも数年間の短期留学生にそこまで大きな期待はしていませんので，できないことはできない，知らないことは知らないと，はっきり言いましょう．

いかがでしたでしょうか．留学前・留学中の2節にわけて，研究留学を成功させる「心得」的なものをご紹介いたしました．繰り返しになりますが，貴重な留学という経験を無駄にしないためにも，ぜひ参考にしていただければ幸いです．

COLUMN

有神論者？　無神論者？

　本書で宗教の是非について書くことはしません．ただ，留学中，宗教に関する会話の中で戸惑ったことがありましたので，外国人と会話する際の参考にしていただければと思います．

お前の宗教，何？

　オハイオ州の臨床研究ラボに留学中のことでした．当時のラボには，世界各地の医師が集まっていました．たとえば，コロンビア，シリア，エルサルバドル，ベネズエラ，エジプト，中国，タイ，など，出身国はさまざまでした．

　同じ医師であっても，**さまざまな文化的背景を持つ人たち**だったので，それぞれの文化についてよく語り合いました．そこで必ず聞かれる質問が，

「お前の宗教，何？」

でした．日本人にとっては，普段の生活でまず聞かれない質問ですが，まるで昨日の夕食を聞くかのようによく聞かれました．

　私は争いごとを好まない生粋の日本人でしたし，当時は宗教とテロを結びつけたニュースが日本国内でもよく放映されていました．親からは「親しい人であっても，争いの元になるから政治と宗教の話はするな」と教えられてきましたので，この質問には非常に戸惑ったのを覚えています．

　ただでさえ，互いに英語という第 2，第 3 外国語を通して会話しているため，誤解されたくなかったですし，私の答えは

「特に宗教はないよ」

でした．これが一番無難な答えだと思いましたし，おそらく，多くの日本人が同様に答えるのではないでしょうか．しかし，これが想定外の反応を引き起こします．

神を信じてないのか？

驚いた様子で聞いてきました．

「お前，神を信じてないのか??」

そうなんです．**キリスト教であれ，イスラム教であれ，少なくとも神の存在**はあります．私のラボは多国籍のラボでしたので，皆，異教徒に対しネガティブな印象は持っていませんでした．しかし，**信仰する宗教がないということは神を信じていないことを示すようで，それなりに驚き**だったようです．

ある日本人マニアが言いました．

「お前ら，シントー（神道）があるだろ」

なるほど．たしかに神道は宗教かもしれません．ただ，多くの日本人は神道も仏教も意識しておらず，正月にはとりあえずお参りに行き，手を合わせて祈ります．しかし，多くの人は，おそらく無宗教と答えるでしょう．

神が複数いるのか？

神を信じていないことに対する不信感のような雰囲気を感じたため，

「そうだね．神道だね．私たち日本人は，いろんなものに神がいると信じているんだよ．八百万の神といってね．机にも，トイレにも．だから物を大切に使うんだ」

と言いました．我ながら良い説明をしたと思いましたが，反応は

「何？　神がいっぱいいるのか!?」

でした．そうなんです．**イスラム教も，キリスト教も，ユダヤ教も，一神教**なんですね．別に同僚の誰も怒ってはいませんでしたが，説明するのにそれなりに苦労しました．

普段より外国籍の人と関わっている海外の人にとって，宗教は別に禁句ではありません．むしろ，仲良く付き合っていくためには，あらかじめ相手の宗教を知っておきたいのでしょう．しかし，**無神論や，八百万の神といった，日本では普通に受け入れられることが，外国人にとっては違和感がある**，ということは知っておいても良いでしょう．

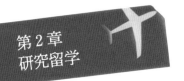

日本とアメリカの臨床研究体制の違い

一般的な臨床研究の流れ

　「エビデンス」が医療界で唱えられて早数十年，臨床研究はますます盛んになってきています．私は幸い，米国オハイオ州立大学の臨床研究を主に行っている研究室に配属されたこともあり，日米の臨床研究の違いを肌で感じることができました．そこで本節では，世界の臨床研究を先導するアメリカと，それを追従しようとする（？）日本の，臨床研究に対する体制の違いに焦点を当てて解説していきたいと思います．

　まずはじめに，一般的な臨床研究の流れについて復習しましょう．一言に「臨床研究」といっても，その仕事や内訳は多岐にわたっています．以下は，臨床研究を行う際の一連の流れです．

1. 日常業務で疑問に気付く
2. 研究の立案，プロトコル作成
3. 倫理委員会
4. 患者説明・同意取得
5. データ収集
6. データシート入力
7. 統計・解析
8. 論文作成
9. 臨床応用

　このように，さまざまな仕事が組み合わさり，やっと一つの研究を完遂できることになります．では，アメリカと日本の間で，臨床研究に関してどのような体制の違いがあるのでしょうか．

アメリカの臨床研究

アメリカでは上記の仕事が分担されています．図1は，私が属した研究室の仕事の割り振りです．

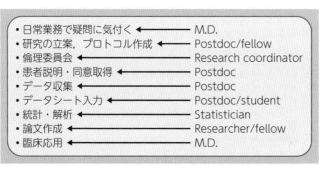

- 日常業務で疑問に気付く ← M.D.
- 研究の立案，プロトコル作成 ← Postdoc/fellow
- 倫理委員会 ← Research coordinator
- 患者説明・同意取得 ← Postdoc
- データ収集 ← Postdoc
- データシート入力 ← Postdoc/student
- 統計・解析 ← Statistician
- 論文作成 ← Researcher/fellow
- 臨床応用 ← M.D.

図1　臨床研究 in the U. S.

1. 研究の責任者は医師

研究責任者は医師であることが多く，それぞれの研究の責任者は PI（Primary Investigator）と呼ばれます．一般的には，日常臨床で疑問点を見つけて研究の概要を考えた医師が，PI となります．

アメリカの PI はその研究における「社長」のようなもので，あれこれ指示

Reference ♪
アメリカの研究教育

アメリカでは，高校卒業後，大学で 4 年間勉強し学士号（Bachelor's degree）取得した後，医学校に入学します．そのため，医師になる以前より研究に関する知識はある程度備えています．

また，医学校に入学するため，そしてレジデントとして採用されるためには，高い競争を勝ち抜かなければなりません．そして，その競争を勝ち抜くためには自らの履歴書（Curriculum vitae: CV）を良くする必要があります．医学生や医学校に入りたい学生は，各々の履歴書の見栄えをよくするために夏休みなどの休暇にボランティアとして研究室に出入りし，研究の手伝いをしています．

加えて，アメリカには MD/MPH や MD/MBA といった 2 つの学位を同時に提供している学校が多くあり，医学生時代より MD と同時に公衆衛生学や経営学を学ぶ人が増えてきています．

以上のような背景により，**アメリカの医師は日本の医師よりも研究に必要な知識を兼ね備えていることが多い**印象があります．

を出して研究全体をマネジメントするのが仕事であり，その他の細かな下働きは一切しません．しかし，それは彼らに研究についての知識がないといっているわけではありません．アメリカの臨床医は，疫学や統計といった臨床研究の基礎知識をかなり持ち合わせています．

2．ポスドクとフェローが研究の実働部隊

　世界各国のさまざまな医師が，アメリカで医師となるために自国を去り，アメリカ国内の研究室で下働きをしています．彼らの目的は，アメリカでレジデントになるための実績とコネ作りです．そのような研究室では，「ポスドク≒外国人医師（International Medical Graduate：IMG）」のような構図ができ上がっています．そして，その**ポスドクやフェローが，研究の実働部隊として活躍**しています．

　PI の思い描いている研究について，**具体的な立案を行い，プロトコルを作成するのはポスドクやフェローの仕事**です．発案者であり PI である医師のチェックを受けつつ，倫理委員会に提出するための必要書類を作成していきます．また，いざ研究がスタートした際の**患者説明・同意取得，データ収集，データシート入力も，基本的にポスドクとフェローの仕事**です．

　ただし，データ収集やデータシートへの入力は時に学生が手伝ってくれます．前述の通り，学生は自らの履歴書の見栄えを良くするためにボランティアとして研究室に出入りします．夏休みや冬休みには，多くの学生で研究室が賑わいます．

3．リサーチコーディネーターが活躍

　アメリカにおけるある程度大きな研究室では，**リサーチコーディネーターという研究室全体のすべての研究を把握し，運営・管理する役職**が準備されています．単施設研究であっても企業絡みの多施設研究であっても，その施

Reference

ポスドク（Postdoc）とフェロー（fellow）

私が在籍していた研究室では，ポスドクは研究室のために働くことが仕事であり，給料をもらいながら仕事をしていました．

一方，フェローの目的は業績をあげることであり，給料は発生しない代わりに，自分の好きな研究に時間を費やしてよいというスタンスでした．

設でどのように研究を進めていくかをコントロールするのはリサーチコーディネーターの仕事です．日本では莫大な資料を医師が準備し倫理委員会に提出，細かな修正を行っていますが，アメリカではこれら事務仕事もすべて彼らが行ってくれます．

4. 統計・解析は専門家へ

研究室の多くは，特定の統計学者と契約しています．**修士課程（master degree）や博士課程（PhD）修了者が，それぞれのラボで行っているそれぞれの研究の，データ解析を行ってくれます**．集積したデータを統計学者に渡し，PI とともに，どのような解析がしたいのか，どのような表や図を作って欲しいのかを伝えるだけで，数日後にはすべて揃えて持ってきてくれます．

5. 論文執筆と著者の順番

多くの場合，**ポスドクとフェローが論文執筆を担当**します．そして，PI が添削するというスタンスです．

ちなみに，論文の著者の順はさまざまです．ポスドクやフェローが執筆の中心であれば，彼らが筆頭著者（first author）となり，PI である医師は責任著者（corresponding author）や最終著者（last author）になります．日本では，筆頭著者を除いて年齢の若い順に名前を記載しているのをたまに見かけますが，それは世界的には一般的ではありません．通常，（責任著者と最終著者は除いて）前に名前がある方が研究への貢献度が高いとされます．

6. 出版費用も研究室が負担

アメリカの研究室は，研究助成金（グラント： grant）を申請し，企業絡みの研究を行うことで，**多額の運営資金**を手に入れています．そのお金でリサーチコーディネーターやポスドク，統計学者を雇い，その**研究室からの論文出版にかかる費用も，研究室が肩代わり**してくれることが多いです．

Reference
リサーチコーディネーターの地位
リサーチコーディネーターは，**研究室全体をコントロールできるため，そのポジション（地位）も高い**ものになります．給料も悪くないため，アメリカで医師になるために渡米したIMG であるポスドクで，途中でリサーチコーディネーターに進路を変更したという友人もいました．

日本の臨床研究

1. 基本的に医師がすべて担当

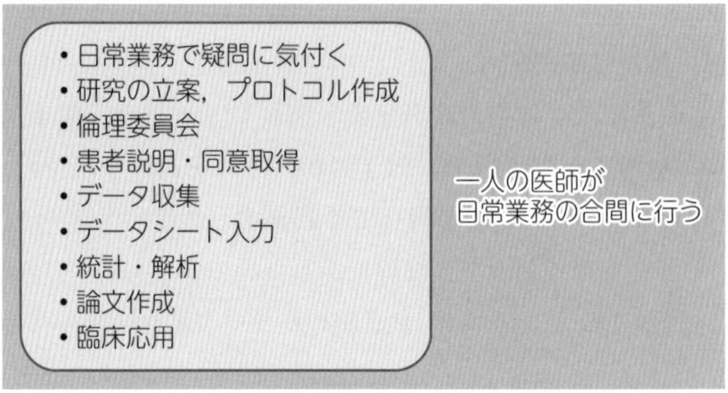

- 日常業務で疑問に気付く
- 研究の立案，プロトコル作成
- 倫理委員会
- 患者説明・同意取得
- データ収集
- データシート入力
- 統計・解析
- 論文作成
- 臨床応用

一人の医師が
日常業務の合間に行う

図 2　臨床研究 in Japan

　日本では，伝統的に上記の臨床研究に関する仕事をすべて，一人の臨床医（注：研究者ではありません）が日常業務の合間をぬって行ってきました．

　1. まず日常臨床で疑問点を見つけ，関連する文献を読み漁ります．そして，過去の研究からは自分の疑問を解決できないと判断すれば，2. 研究を立案しプロトコルを作成します．もちろん，3. 倫理委員会に提出する膨大な書類も一人で作成します．4. 倫理委員会から承認されれば，研究を開始できますが，前向き研究であれば自分で患者に説明し毎回研究参加への同意を取らねばなりません．5. データを収集し患者一人ひとりのファイルに記載し，6. それらをまとめてパソコンのデータシートに記入します．7. 目標のサンプル数に達したら，データを解析用に処理し，統計学的な解析を行います．その後，8. 論文を執筆し，場合によっては雑誌への投稿と論文修正を繰り返します．形になれば，世間の目に触れることになり，9. 臨床への還元となります．

　凄いですね．海外に比べ格段に労働時間の長い日本の臨床医が，**臨床業務の合間や夜間，土日を使い，プライベートの時間を削って臨床研究を行っています**．

　日本も近年，仕事や生活の欧米化に伴い，前述のようなアメリカ式臨床研

究を真似ようとしてはいます．しかしながら，十分に浸透しているとは未だ
いい難いのが実情です．

2．小規模な研究が多い

　当然，個々の医師の負担が大きいだけでなく，臨床研究のレベルも担保さ
れません．多くの日本人医師は疫学や統計学といった教育を受けてきていま
せんし，リサーチコーディネーターといった職種も最近ようやくみられる程
度です．日本は，ポスドクやフェローといった移民をうまく「使う」アメリ
カのような国でもありません．結果，**マンパワー不足から臨床研究において
非常に重要なサンプル数も少なく**なってしまいます．

3．書類が細かい

　私はアメリカやオーストラリアでも臨床研究を行ったことがありますが，
そこまで倫理委員会に提出する書類に時間を割いた覚えはありません．一つ
は，前述のようにアメリカの研究室はリサーチコーディネーターを雇ってお
り，臨床研究に関する書類やプロセスに精通している彼らが大体のことは
やってくれます．そして，研究そのものの妥当性には多くのディスカッショ
ンがなされますが，書類自体の不備はそんなに厳しくチェックされません．

　一方，近年日本でも臨床研究が盛んになり，欧米のプロセスを真似ようと
していますが，どうしても**テンプレートに沿うことや書類の不備をなくすこ
とに重点**が置かれてしまっている印象があります．臨床研究室が存在する病
院も増えてきましたが，書類としての訂正が主な仕事になってしまってお
り，研究としてのアドバイスを行っている部署は少ないのではないでしょう
か．

4．出版費用が自費？

　これは施設にもよるでしょう．日本でも特に市中病院では，学会発表や論
文に関する費用を補助してくれることもあるかと思います．しかし，このよ
うな**費用はすべて自費で支払わなければならない施設も**あります．

　たとえば，集中治療系の雑誌として名高い Critical Care は，オープンアク
セスで出版費用が $3,290 です．補助がなければ，40 万円近くをポケットマ
ネーで支払わなければなりません．「自費なんておかしいじゃないか」と思わ

れる人もいらっしゃるでしょう．前記のような医師が費やす時間と労力，社会への貢献を考えたらそうかもしれません．

　逆に，アメリカでなぜ金銭的な補助が可能なのでしょうか．それは，アメリカの研究室は，国や企業から莫大なお金を得ているからです（日本の補助金とは桁が 1〜2 つ違います）．そして，研究の実績を上げることで研究室の名が上がり，より人と金が集まるため，投資を惜しみません．一方，日本にはそもそも，**臨床研究室があっても院内に一つだけですし，研究費もアメリカと比較すると桁違いに少ない**のが実情です．このような状況で，それぞれの科で行われている研究すべてにお金を補助すること自体難しいことなんですね．

研究システムの欧米化は可能か

　効率性を考えると，アメリカ式の方が良いのは明白にも思えます．しかし，

- 国力・財政：研究助成金も日本とは桁違い
- 教育システム：アメリカ人医師のほとんどは最低限の研究に関する教育を受けてきている
- 言語：英語は世界の第一言語
- 移民の数とマンパワー：アメリカン・ドリームを夢見て世界各国から医師が集まる
- ヒエラルキー：アメリカでは差別はあって当たり前．大規模臨床研究も移民による下働きの上に成立
- 人々の価値観：アメリカでは研究者の社会的地位が高い

などの違いから，アメリカ式の研究体制をそのまま日本に導入することは難しいでしょう．今後の日本の臨床研究の進むべき道を考えさせられます．

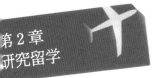
研究室と企業支援研究

企業が絡んだ臨床研究 ～sponsored trial～

　　通常の研究留学は，研究を主体的に行うことが主な任務だと思います．自分の研究を行い，またはボスや仲間の研究を手伝い，ラボ全体が独自の新しい研究を行い，世界に発信するという目標を持っていることでしょう．

　　一方，私が属したラボは臨床研究を扱う部門でしたが，**製薬会社など企業が絡んでいる研究（sponsored trial）を多数扱っている**研究室でした．アメリカならではの，**ビジネス的な要素も含んだ研究室**で学べたということは，今後の世界の研究の潮流を肌で感じることができた，とても良い経験になったと思います．

　　そこで本節は，企業支援研究というものについて，紹介したいと思います．

企業が研究計画書をもってくる

　　企業支援研究では，それぞれの企業がスポンサーとなって研究をサポートします．新規の薬剤であったり，売り出し中のモニターであったり，要するに「利益相反あり」の研究です．

　　近年，ランダム化比較試験（Randomize Controlled Trial：RCT）が臨床研究において重要になっており，多施設研究でRCTを行うことで高いエビデンスを生むことができます．企業も，RCTで良い結果を出せば，今後の売り上げ増加につながります．そのため，**企業の担当者は，研究を行って欲しい施設に研究計画書（プロトコル）を持ち込み，研究のプレゼン**を行います．その施設で研究を施行することになれば，プロトコルの詳細がラボのメンバーに説明されます．

　　私も在籍中，何度もこのようなミーティングに同席しました．プロトコル

の説明といっても，すでに倫理委員会を通過し，研究施設を集めている段階
です．研究の是非や修正を狙うものではないため，研究計画そのものへの
ツッコミはほとんどありません．当該施設で研究を施行するにあたってプロ
トコルに対する疑問をなくすためのミーティングでした．

患者の同意が取れればお金が支払われる

　　研究で良い結果を出せば，今後の売り上げ増加につながります．そのため，
企業は「金」を出して研究を推進しようとします．たとえば，**患者から研究
参加の同意が取れると，ラボにお金が支払われます**．1 同意あたり $100 程度
支払われる研究から，$1,000 を超える研究も存在します．研究に参加する患
者が集まりデータが増えると企業は嬉しいですし，患者の同意を取ればお金
が入るためラボもハッピーですので，ウィンウィンの関係になります．

　　お金が支払われるのはラボだけではありません．（すべての研究ではあり
ませんが）**患者にもお金が支払われます**．ソーシャルセキュリティナンバー
などを書類に記載することで，患者は正規ルートで企業からお金をもらうこ
とができます．

　　私が属していたラボは，このような企業絡みの研究を 20 研究以上契約し
ていました．その意味では，臨床研究を用いたビジネスを行っている，アメ
リカ社会を象徴するようなラボだったのかもしれません．

ポスドクの活躍

　　前節でご紹介しましたが，アメリカの研究室には「ポスドク」と呼ばれる
多くの外国人留学生が在籍しています．私が在籍していた研究室では，ポス
ドクは研究室のために働くことが仕事であり，給料をもらいながら仕事をし
ていました．そのため，**研究室の運営にとって重要な企業支援研究の同意書
の取得やデータ収集は，研究室の一つの優先事項であり，ポスドクの主な仕
事**でした．

　　私の場合はフェローでしたので，給料は発生しない代わりに自分の好きな

研究に時間を費やしてよいという契約でした．それでも，研究室全体の方向
性としては前述のようなビジネス的な要素を含んだものでしたので，私自身
も日々患者に対して研究の説明や同意書の取得，データ収集を手伝っていま
した．

　次節では，そのような研究留学生の一日を紹介したいと思います．

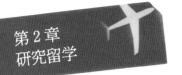

臨床研究留学生の一日

毎日朝4時半に起床

私は麻酔科の研究部門に属していたため，研究に関しても手術・麻酔科関連のものがほとんどでした．そのため，手術開始前に研究の同意書を取得する必要がありました．

アメリカは朝が早く，夕方には皆早々に家に帰るのが一般的です．手術は朝7:30からスタートします．そしてコストをできるだけ削減する国ですので，たとえ手術を受ける患者であっても当日入院です．

日本の医療に慣れている人であれば，「朝7:30から手術が始まるのに当日入院??」と思われるのではないでしょうか．朝7:30から手術を受けるためには，患者と家族は朝6時頃には病院に到着しています．オハイオという"ド田舎"で，一体彼らは何時に家を出ているのでしょう．

患者が入院したら，看護師，外科医，麻酔科医が代わる代わる病室に入り，それぞれの説明を行います．私たちの任務は，その合間をぬって患者に研究の説明を行い，同意を取得することです．そして，看護師・外科医・麻酔科医がいない隙に部屋に滑り込んで研究の同意を取るためには，患者の来院と同時に部屋の外でスタンバイする必要がありました．

そのため，毎朝4時半には起床し，朝5時に出発，車で30分程度の病院に向かい，**朝6時には部屋の外でスタンバイ，患者が来院してから手術室に向かう7:30までが研究同意書を取る勝負の時間**でした．

研究の説明と同意書の取得

当たり前ですが，英語で研究を説明しなければなりません．今も私の英語は大したことがありませんが，当時の私の英語は酷いものでした．"will"や

"finger" さえ発音できず，何度も同僚に直されるレベルでした．こんな英語で患者に説明できるわけありませんよね．はじめは同僚の後ろを金魚の糞のように付いて回って，業務をサポートしていました．

　しかし，いつまでもおんぶに抱っこではいけません．ある日ついに，自分で説明しろと言われました．これはもう，本当にストレスでした．**術前でナーバスになっている本物の患者に，英語を使って研究の説明**なんて，簡単にできることではありません．

　私の場合，その英語力の欠如からとった戦略は，研究の説明を一度文書にし，それを丸暗記して患者に話すことでした．上司や同僚相手に繰り返し何度も練習し，発音を直してもらい，それから患者の元へ向かうようにしていました．

医療従事者に連絡，データ集め

　同意が取得ができたら，やることはたくさんあります．同意書にサインをしてもらい，担当の看護師や外科医，麻酔科医に連絡します．広いアメリカ，大きな病院です．誰がどのような研究をしているのかなんて，皆いちいち把握していません．**プロトコルを遵守してもらうよう，医療関係者に説明してまわる**必要があります．

　そこまでやっても，まだまだ終わりではありません．ラボに帰ると，患者のデータ収集です．**電子カルテから既往歴や内服歴，ラボデータや心電図の所見など，紙ファイルに書き写し**ていき，一人の患者に一つのフォルダが出来上がります．

Reference 5
苦い思い出
ある日，高齢の白人女性に研究の説明をしている時のことでした．丸暗記した文章を一気に喋り，最後に「What do you think?」と研究参加の意思を聞きました．そこで言われた一言は，

「あなたの英語，全くわからないわ」

でした．5分程度頑張ってひたすら喋り続けた結果，「何を言ってるのかわからない」と一蹴．すごすごと部屋から出てきたのを今でもはっきりと覚えています．

　　手術中や術後のデータ収集もあります．作った該当患者のフォルダを持っていき，看護師や患者本人に聞いて必要項目を記載していきます．たとえば，術後の吐き気（Postoperative Nausea and Vomiting：PONV）に効く薬に関するRCTでは，術後頻繁に患者のベッドサイドに行き，吐き気をスケールで評価しなければなりませんでした．

　　ちなみに，後々このフォルダ内にある紙データをパソコンに打ち込む人がいます．要するに，電子カルテに残っているデータをわざわざ紙に書き写し，それらを再度パソコンに入力するという行為を繰り返しています．臨床研究の最先端のアメリカにおける大規模な臨床研究なのに，実際の労働は意外とアナログで驚きました．

空いた時間に自分の研究

　　このようなラボ全体の研究だけでなく，自分の研究を同時並行で進めることも可能です．空いた時間に自分の研究のプロトコルを作り，倫理委員会への提出書類を作成します．有名雑誌に載るような多施設研究のプロトコルやデータシートを日々見ているため，研究計画の立て方など非常に勉強になりました．

　　前述の通り，特に前向き研究を行うための準備には時間がかかりますので，ある程度の期間研究室に在籍していないと研究を完遂できません．一方で，後ろ向き研究やレビューを書く人は，それなりの数の論文を短期間に書き上げる人もいます．

帰宅は早い

　　さすがアメリカ，午後5時になったら皆さっさと帰っていきます．朝6時に来て働いた人は，その分早く，午後3時に帰る人だっています．「ハッピーフライデー」の金曜日には午後3，4時頃に皆帰ってしまうため，真昼間から道路は大渋滞します．

　　渡米直後は日本の臨床医の性か，午後5時に家に帰ることに罪悪感を覚え

てしまっていました．しかし，「遅くまで仕事場にいるということは，家族を大事にしていない」，「人のいないラボに一人残っていることは，備品を盗んでいるのではと疑われる」といった全く予期していない忠告を同僚から聞いて以来，私も勤務が終わればすぐに帰るようになりました．

　帰宅しても，まだ夕方6時です．次の日の朝まで家族と過ごせます．こんなこと，日本ではないですよね．夏には夜9時頃まで明るいため，帰宅後に夕食を食べ，その後子供と公園に遊びに行くことだってできます．月の1/3から半分程度は自宅に帰れない日本の臨床医に比べ，夢のような生活です．私の場合，研究留学の1年間で家族と過ごせなかった夜は，たったの1日だけでした．

　ただし，オンコールシステムは存在します．皆が帰宅した後，夜の患者のデータが必要な研究もありますし，急患を対象とした企業支援研究もあるからです．研究の対象としての条件を満たしている患者が来院した場合，ポケベルが鳴り呼び出されます．

研究生活を通して感じたこと

　日本で臨床研究を行う際，患者への研究説明や同意の取得は医師が業務の合間に行うことが一般的です．私もそうしてきました．そして，留学中も同様の業務を担うことで，両国の違いを感じることができました．

　それは，アメリカの方が研究同意を取りやすい，ということです．もちろんその理由の一つは，前述のような「お金」だと思います．倫理委員会を通っている研究であり明らかに害を被るわけではない（はずである）ため，参加するだけでお金をもらえるのはお得なのかもしれません．

　しかし，個人的にはもっと大きな根本的な理由があるように思いました．それは，人々の研究に対する考え方の違いです．日本では患者のベッドサイドに寄り添い24時間365日いつでも駆けつけてくれる「臨床医」が理想の医師です．研究はどちらかといえば「実験台」と考える日本人が多いと思います．

　一方，**アメリカでは研究そのものに崇高な印象を持っている人が多い**と感じます．おそらく育ってきた教育環境の違いと思いますが，研究は人類の発展のためにはなくてはならないもの，研究者というのは素晴らしい職業であると考えるアメリカ人が，（特にインテリ層で）多いようです．

　実際，アメリカで研究の説明をしているとき，患者から「どこからきたの？」「何してるの？」と聞かれることが多かったのですが，「日本から来た」と言えば「*Cool*」と言われ，「アメリカに研究を学びに来た」と言えば，「*Cooool !!!!*」と返されることが1度や2度ではありませんでした．彼らは，研究こそ，アメリカを支えてきた，そして世界をリードしている資本だと思っているのでしょう．

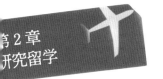

研究留学で得られること

研究の立ち位置の違いを知る

　研究留学で学べる最も大きなことの一つに，日本との研究というものに対する立ち位置の違いが挙げられます．すなわち，**海外では研究に対するリスペクトが非常に大きいことが実感**できるようになります．

　日本ではあまり研究が重要視されてきませんでした．たしかに日本の医療界では臨床医であっても，ある一定期間研究に従事し，学位を取得することが推奨されてきました．しかし，たとえ大学院で研究に従事していたとしても，その間臨床業務を全くしない人はあまり多くありませんし，大学院の卒業後にそのまま研究者として働き，臨床医を辞める人はかなり少数派です．

　日本の医師が研究のみに従事しない理由の一つとして，臨床と比較して研究に対するリスペクトの小ささが挙げられます．日本では，医師とは臨床を行い患者を診ることが当たり前であるという，医療関係者だけでなく一般の人々の固定観念があります．そのため，医師による研究，起業，政治家転向といった話になると，ある一定数の人々から「なんで医師が？」といった意見が出てきます．

　その点，海外では研究に対するリスペクトが非常に大きいのが特徴です．臨床医であっても**研究を行い世に発表している医師は尊敬され，それなりの高いポジション**が与えられます．また，一般の方々の研究に対するリスペクトも大きいため，**前向き研究に対する同意書は海外では取得しやすく**，多くの人は進んで参加してくれます．

　また，日本では研究のみで生計を立てることの難しさも，研究者の少ない理由の一つとして挙げられるでしょう．日本の研究費は海外と比べてとても少なく，その使い道もかなり制限されます．一方，海外では**研究補助金の額も日本とは桁違い**ですし，その**使い道の自由度も日本とは比べものになりませ**

ん. 研究費を自分の給料にすることさえ可能です.

　たとえば，アメリカで活躍している，ある知り合い医師の印象的な発言を
ご紹介します. 彼は，臨床医だけでなく研究者としても成功しており，多額
の研究費を勝ち取っていました. その彼曰く，「研究費の額によって臨床の日
数を減らすことができる. 研究が成功し研究費がもらえれば，そちらを給料
に回すことができるため，臨床医として働く必要がない」だそうです. この
言葉だけ聞くと臨床を軽視しているように誤解されかねませんが，少なくと
も彼自身の研究に対するリスペクトと，それを可能にするアメリカ社会を感
じ取ることができます.

　**このような研究に対する価値観や考え方の違いは，研究留学として環境を
変え肌で感じてはじめて理解できる**ことかもしれません.

研究の進め方

　このような概念的なものだけでなく，当然ですが研究留学によって**研究の
スキルが磨かれます**. 私は基礎研究をしていないため，基礎研究留学に関し
ては多くを語ることができませんが，基礎研究留学を行っていた友人たちは
皆，海外での恵まれた研究環境や設備に感動していました.

　臨床研究に関しても，私はそれまで電子カルテを参照し，エクセルファイ
ルに一つひとつデータを打ち込んでいましたので，サンプル数 800 程度が自
身最大の研究でした. しかし，留学すると**巨大なデータベースから SQL を
用いてデータを抜き出し，プログラミング言語を用いてまとめ上げていく**方
法が当たり前でしたので，後ろ向き研究であれば n＝100,000 といった研究が
簡単に行えます.

　統計に関しても，日本で院内のそれぞれの科で統計の専門家を雇っている
ということはあまり聞きませんし，医師が独自にデータ解析を行っているこ
とが多いと思います. しかし，海外では多くの人が前述の SAS, R, STATA
といった，日本で（私は）聞いたことがなかった便利なソフトを用いてデー
タ解析を行っていますし，**疑問があればいつでも研究室と専属契約している
統計のプロに聞く**ことができます.

臨床と同様，研究は一人でやるものでありません．「日本とアメリカの臨床研究体制の違い」でも解説していますが，研究とはそれぞれの専門家が集まりチームとして行うことで，より意義のある大きな研究にすることができます．日本で臨床の合間に時間を見つけて研究をしている医師にとっては，**システム化された研究体制というものを直に観察し経験できる**ということは，大きな財産になるでしょう．

コネクション

現地で生活し共に仕事をするということは，新たなチャンスに恵まれることを意味します．臨床留学を夢見てコネクション作りのために渡米し，その夢を諦め帰国した私がいうのもなんですが，研究留学から臨床留学に繋げた医師の方はたくさんおられます．病院内に研究室があることも多く，研究留学であっても臨床医と触れ合う機会は多いです．また，ボス自身が権力のある臨床医，またはプログラムマネージャーと知り合いといったことも少なくなく，**研究室での仕事内容を見い出され，レジデンシーやフェローシップといった臨床トレーニングプログラムに推薦**してもらった友人は数多くいます．

私の場合，たしかにアメリカでの臨床留学はできませんでした．しかし，方針転換し公衆衛生学大学院の受験を目指した際，必要な推薦状4通のうち2通は，当時のラボの上司に書いてもらいました．結果（推薦状の内容は見ることができませんが），受験した4校すべて合格であったということは，それなりの強いコネクションがあったのだと思います．

人生を振り返る

研究留学に限らず，**海外で生活するということは，想像以上に苦しく楽しい時間**を過ごすことができます．ここで，私に留学をすすめた上司の言葉をご紹介します．

「私は留学を強くすすめます．私自身，留学することによって人生観が変わりました．臨床でも研究でも構いません．どちらの国が素晴らしい，どちらの国が劣っているではなく，全く別の環境の中に身を置くことが大事です．ア

メリカでも，オーストラリアでも，中国でも構いません．留学の最大の利点は，全く異なる価値観に触れることで人として大きくなることです」

「留学のデメリット」（第 1 章 P.49）でも書いていますように，留学が 100% プラスに働くわけでもメリットしかないわけでもありません．留学は誰にでもすすめられるものではないと私は思っています．

しかし，たとえば研究留学ですと，すべての時間を研究に費やすことができるという，日本では考えられない経験ができます．これは，想像以上に医師人生において大きな意味を持ちます．それまで見えなかった研究の魅力が見えてくるかもしれませんし，逆に臨床の大切さを感じることになるかもしれません．感じ方やそこから導き出した答えは人それぞれ異なると思いますが，**少なくとも自身の価値観や人生観に影響を与える一大事になる**はずです．

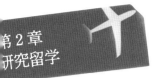

博士号の使い道

医師と博士号

　医学部を卒業すると学士号という学位が与えられますが，日本では古くから医師が大学院にも進学し，博士号（Doctor of Physiology：PhD）も取得することが慣例となっていました．しかし，近年は時代の変化や考え方の多様性により，博士号を取得しない医師も増えてきたと思います．

　そこで本節は，医師が日本の博士号を取得することで得られるメリットや役に立つ点について，幅広く考察します．ここでは留学に限らず，広い視点で考えてみたいと思います．

視野が広がる

　博士号を取得するためには研究を行い，論文を執筆しなければなりません．医師が目指す博士号の研究は主に基礎研究と臨床研究に分けられますが，いずれにせよ研究ですので，**物事を客観的に観察し，数字や統計学を用いてその検証を行う**ことが求められます．

　もちろん，基礎研究は遺伝やバイオマーカーや動物実験などを通した「基礎医学」により「生物学的」な解明を追い求めますし，臨床研究は実際の患者の予後といった「臨床的な」改善を期待しますので，両者に相違点はあります．しかし，どちらも物事を客観的に捉える，といった点では共通しています．

　臨床医として働いていると，患者の経過が期待通りのこともあれば，思ったようにいかないこともあります．医師も人間ですので，うまくいった理由やいかなかった理由を，意識的に，または無意識に考えています．しかし，それは医師一人の「経験」「推測」に過ぎません．正しいこともありますが，

ただの思い過ごしということだって大いにあり得ます.

このような場面に遭遇した際，**研究についての方法論を学び，ある程度の質の研究を行い，第三の評価機関から審査・認可されてはじめて授与される博士号を取得している人物は，臨床現場の問題点をある程度客観的にみることができる**ようになります. また，研究を実際に行ったことがあるため，研究を批評的に読むこともでき，近年の莫大な数の研究に振り回されにくくなります.

経験則のみに基づいた独りよがりの臨床にならないためにも，博士号というものは臨床医としての「幅」を一回り大きくしてくれます.

ポジションを得やすい

意外かもしれませんが，**日本にはまだまだ博士号がないと各科のトップ（部長）になれない（なりにくい）組織が多く**あります. 応募資格として明記されていなくても「持っていれば望ましい」的な暗黙の了解がある市中病院は結構ありますし，博士号がなければ（トップどころか）スタッフにさえなれない大学病院もあります.

「そんな古い！」「要は実力でしょ」と思われる方もいらっしゃるかもしれませんが，これは日本に限ったことではありません. カナダでも MD 以外の学位がなければある程度のポジションになれないということで毎年多くの学生が MPH を取りにハーバード公衆衛生学大学院に来ていましたし，オーストラリアでも上のポジションを狙っている人は博士号を取得して（または博士課程に）いました.

良いのか悪いのかわかりませんが，日本はさまざまな面で海外を見習おうとしています. 医療の先端を走るそれらの国々が**MD 以外の学位を重要視し，同じ医師でも差別化を狙っている**現時点で，日本だけ逆行する可能性はあまり高くないと思います.

採用時の信頼アップ

「*博士号を持っているかどうかは，人間性を見る上で採用時の参考になる．な
ぜなら，少なくともある一定期間，難しい人間関係や望まない環境でも我慢
しやってこられた人にのみに与えられる資格だからだ．*」

　これは，昔の私の上司の言葉です．私は大学病院にも市中病院にも，医局
に属した時期も属していなかった時期もありますが，これはかなり的を得た
視点だと思っています．

　医師の中には，自分勝手な人や変な人もいます．アメリカやオーストラリ
ア（※一部の医学校は日本と同様）と違って日本では高校卒業後に直接医学
部に入学できますので，医学以外の教養は不足しがちになります．コネが大
事なそれらの国々では，医学部入学前も入学後も，医師になった後も，常に
周囲との人間関係が非常に大切になりますが，日本では基本的に「医学」さ
えできれば問題ありません．**「医師免許取得＝就職できる」という，アメリカ
では有り得ない等式**が成り立つ日本では，時に我儘で風変わりな医師が生ま
れても不思議ではありません．

　一方，大学病院には多くの医療・非医療従事者が属し，一つの病院内に驚
くほど多くの組織やヒエラルキー，権力が存在します．臨床業務や医学以外
に気をつかわなければならない場面と日々遭遇しますし，理不尽なことだっ
て当然あります．辞めてもどこかで働けるのが日本の医師ですので，このよ
うな一般企業では当然の理不尽さに我慢できず，早々に飛び出してしまう人
もいるでしょう．

　そんな中，博士号というのは日本の大学院に3〜4年は所属していなければ
なりませんし，大学病院の医局と大学院には深い繋がりがあるため，医局に
属さず大学院のみに通い博士号を取得するといったケースは一般的ではあり
ません．すなわち，**日本の博士号を取得している医師は，大きく複雑な組織
の中で人間関係を保ち，自分よりも他者を優先し，時に理不尽な環境でも数
年は生き抜くことができる人間**であることを示しています．

留学に有利

　　上記に述べた通り，**海外では博士号の「格」はとても高く**認識されています．研究という分野で勝ち抜き，かなりの時間と労力を費やした人のみが得られる学位ですので，**持っているだけでかなり尊敬されます**．

　　また，第1章の「留学のデメリット」（P.49）にも書いていますが，医師の留学は貧乏生活となることが多いです．しかし，博士号を持っていると給料が出ることもありますので，そういった意味では留学にも有利に働くことでしょう．

対外活動に有利

　　医師としてだけではなく，医師が医系技官や製薬会社・コンサルなどに転職した場合にも，博士号は非常に大切です．これらの職種は臨床医と比較して対外的な活動が多く，さまざまなバックグラウンドを持つ人々と日々関わらなければなりません．その際，博士号があるかどうかは初対面から一目置かれるか否かに直結する，非常に重要な肩書きとなります．これは，医師の世界だけでなく，博士号を持っているということ自体が努力と能力の証であるためです．実際，私の周囲でも，「医師を辞める前に博士号まで取っておけ

Reference
海外の博士号

ちなみに，海外の博士号と日本の博士号を同じように考えてはいけません．古典的には，日本の医師は博士号も取得することがごく当然のレール（道）であり，博士課程中は研究に従事するものの，臨床片手間の人も多いですし，将来は研究をやめて臨床中心に戻る人がほとんどでした．

一方，たとえばアメリカの博士号は，基本的に研究職を選んだ人が取得する学位です．そして，学位取得にかかる労力も半端ではなく，臨床片手間で取るような学位ではありません．（修士課程ではなく）博士課程に進むということは，その人は臨床よりも研究を「選んだ」ということを意味します．修士課程と違って在学中に給料がでますし，彼らの実力もプライドも超一流です．

以上のような理由から，日本と海外の博士号の違いを理解している日本人医師の中には，海外学会の発表時に PhD という肩書きをわざわざ外す人も時折みられます．

ば良かった」,「博士号の威力を今さらながらに痛感している」と言う（臨床医を止めた）知り合いが何人もいます．

もちろんデメリットも

1. 臨床の時間が減る

　博士号を得る過程で，これまでとは異なる視点を身につけられるかもしれません．しかし，博士号によって純粋な臨床能力がどこまで伸びるかは疑問です．特に，「腕」がモノをいう外科系においては，「年齢」と「症例数」は自身の成長にとって重要な因子です．**若く大切な時期に研究に時間を費やすことが，臨床医としてどこまで重要かという疑問に対しては，"Not so much"と答える人もいるでしょう．**

2. 大学に所属しなければならない

　前述のように，日本で博士号を取得するためには大学医局に所属することがほとんどです．しかし，日本の大学病院や医局制度に断固反対する人たちがいるように，その組織や制度が「100％正しい」わけではありません．不条理なことだってありますし，組織が大きくなればなるほど小回りが利きにくく改革が起こりにくくなります．これまでの型にとらわれず，**突き抜けたい人にとっては，さまざまなことを我慢し犠牲にしてまで取得したい学位ではない**かもしれません．

3. 金銭面

　大学院には学費がかかります．国立大学であっても，年間50万円程度必要ですので，卒業までに200万円程度必要になります．臨床は労働であり給料が発生しますが，大学院生の研究に給料は発生しません．日本の研究費は研究関連にしか使用することができない（※アメリカの研究費は桁違いですし，使い道もかなり自由です）ため，臨床時間の減った大学院生の給料は（バイトでもしない限りは）大きく下がります．大学院生ともなると家庭を持ち妻子を養わなくてはならない人もいますので，**「学費＋減給」**というだけで，選択肢から外す人もいるでしょう．

まとめ

　　結局は，人それぞれ，ということになってしまいますよね．人によっては，「博士号なんて興味の欠片もないし，論外」という人もいるでしょう．

　　ただし，一言付け加えるのであれば，「**時とともに人の考え方は変わる**」ということは頭に入れておいて良いかもしれません．今は研究にも留学にもポジションにも興味がなくても，今後ずっとその考えのままでいられるかどうかわかりません．今は不要と思っていても，ゆくゆくは必要になる可能性は大いにありますし，物事には「タイミング」というのもあります．幸い（？）日本の博士号は海外のそれよりも少ない労力で取得できることが多いため，取れるなら取っておく，というのもありなのかもしれませんね．

COLUMN

アメリカの医療体験

　実は私，救急車を呼んだだけでなく，アメリカで入院したこともあります．そこで本コラムは少々嗜好を変えて，私の経験をもとにしたノンフィクションをお届けしたいと思います．

　それは，とある寒い日の真夜中だった．お腹が痛い．夜食べ過ぎたかな．トイレに行くが便は出ない．ベッドに帰って布団を被るも，痛くて眠れない．何度トイレに行っても状況は変わらない．むしろ，どんどんと痛みが強くなってきた……．

　就寝中に突然襲ってきた痛みに耐えきれなくなった私は，隣で寝ていた妻を揺さぶった．

「おなかがいたい」

「え？　どうして？」

　どうしても何もないだろう．わかれば苦労はない．痛みの性状は消化管穿孔のそれと異なるが，痛みは強くなる一方である．捻転か，イレウスか．我慢ができなくなった私は，子供を友人に預け，妻と病院へ向かった．

　病院に着いたのは夜1時頃であっただろうか．建物に入ろうとすると，空港のゲートのような物々しい機器と警備員が待ち受けていた．

「何しに来た？」

　何言ってるんだコイツは，と思いながら，治安の悪いアメリカだから仕方ないと「お腹が痛い．僕は患者なんだ」と必死に訴えた．手荷物検査と身体検査をクリアし，受付へ直行した．トリアージが終わり個室に入室（向こうの救急外来はほぼすべて個室）．腹痛はより強くなり，私はエビのように丸くなっていた．

　しばらくするとレジデントらしき人物による病歴聴取が始まった．

「いつから？　どんな痛み？　他の症状は？」

　ありきたりの質問に対し，拙い英語で必死に返答．

「なるほど．おそらくお腹の風邪だわ．痛み止めするわね」

　か・ぜ？　この地獄のような痛みが？　医師としてその安易な診断に不満を持つも，向こうの医師は面接後に自分なりの印象を伝えてから退室する教育を受けているので仕方ない．英語の拙劣な弱者は，何よりも先に「痛み止め」がほしかった．

　しかし，その効果は焼け石に水以下である．痛みの荒波が次々と押し寄せる．これが，「悶絶」というやつか．看護師が痛みの具合を聞きに来るが，あまりの痛みで声にならない．

「よくなった？」との質問に，必死で首を横に振り言葉を絞り出した．

「ノー」

　看護師は「（医師に）伝えるわ」と約束したが，誰も来ない．X線のオーダーが出たのか，代わりにX線技師が撮影にきた．X線の板を敷くだけでも耐え難い激痛である．

　来院してすでに2時間程度，拷問のような時間が経った．ようやくレジデント（らしき人物）が上級医（らしき人物）を連れ，衝撃的な一言を突き付けた．

「便秘だね」

　べんぴ？　半信半疑であったが，たしかに症状とは合う．そうとなれば，浣腸を早くしてくれ！

「じゃあ，下剤出すから飲んでね」

　？　大丈夫か？　サブイレウスのように腹部が膨隆しているが，下剤飲んでいいのか？　自分が逆の立場だったら禁忌の医療行為に入るが，ここも弱者全開である．弱肉強食．飲むしかない．出てきた瓶入りの下剤を開けると，

ぷしゅーっっ!!

　こ，これは．炭酸ではないか．口をつけると，完全にキリンレモン®である．恐る

べしアメリカ．医療用まで炭酸清涼飲料である．

　覚悟を決めて飲み干したが，結果は予感的中である．腸はパンパンに膨れ上がり，痛みは別次元へ突入した．のたうち回る犬のような私を見てさすがにまずいと思ったのか，彼らはCTを撮ろうかと言い出した．痛みもここまで来たら，持続痛か間欠痛か，自分でもわからない．もしかして破れたか？　下部消化管穿孔？　ストーマか？想像は悪い方向にしか向かわない．

　CTでは幸いfree airはなかったが，痛みは極限である．思考が停止しそうになりつつ，やっとの思いで，

「プリーズ　ギブ　ミー　エネマ」

　全身から溢れ出る切迫感に心動かされたか，やっと浣腸を処方してくれるようだ．これで痛みから解放される．もう少しの辛抱である．痛みで朦朧とする意識の中，「浣腸」という日本では何時でも手に入る魔法の薬を一途に待つ．が，全く戻ってこない．15分経っても，30分待っても，来る気配がない．看護師を呼び出し尋ねると，

「薬剤室から来るはずだから待ってて」

　浣腸くらい，救急外来に置いていないのか？　1時間待っても来ない．普段は文句を言わない妻も，さすがに腹が立ったのか，猛然と立ち向かっていった．

「ヒー　ハズ　ペイン」

　その通りである．頼むから浣腸を持ってきてくれ．

　看護師曰く，

「オーダーはあるんだけど，薬剤室か何かの過程でトラブルが起きているらしいわ」

　まだ2回しか私と話していないレジデントよ，自分で薬剤室まで取りに行け．オーダー任せにするのでなはい．日本であれば，レジデントは病院内を走り回るのが仕事だ．しかし，ここはアメリカ．彼らはすでに地位もプライドも高い．

　システム化された医療の脆弱性を考えつつ，ひたすら待つこと2時間．待ちに待っ

た浣腸が到着した．これで痛みから解放される．人生初の浣腸をうけ，便が排出され，痛みが消失し，めでたし，めでたし……とはならなかった．現実はかくも厳しいものか．便が出ないのだ．浣腸が便塊に届かないのか．2 回，3 回と繰り返しても，雀の涙ほどの排便もないのである．

　いくら訴えても医者が全く診に来ない．来院から 5 時間以上経っており，痛みと怒りは限界に達した．看護師に訴えても，医師まで伝わっているか否かもわからない．痛みを頻繁に訴えるアジア人を鬱陶しいと感じているのか，呼ばれて来た女性はあからさまに面倒臭そうである．

「あなたでは埒が明かない．医者を呼んできてくれ」と言うと

「私は医者よ．何か用？」と，面倒そうな表情が怒りの表情へと変化した．しかし，こちらもすでに限界である．

「だったらなぜ診に来ない．僕が来院してから医師に会ったのは，はじめの問診と上級医が来た 2 回だけだ．お前ら診察もしてないだろ．腹痛で来てるんだ．1 回でも僕のお腹に触ったか？　自分の診断や治療介入がどうなったか，1 回でも見に来たか？ここにすでに 5 時間いるんだぞ？　浣腸 1 つに 2 時間も待たせやがって．破れたらどうする!?　訴えるぞ！」と，無茶苦茶な英語で捲し立てた．

　弱者には強く出るが，その実はない．

「違うのよ．私はさっき来たのよ．勤務の交代だったのよ」

　急に態度を下手に変えてきたが，私ももう止まらない．

「だったら勤務の交代の挨拶に来い．当たり前だろ．僕は日本で医師をやってる．救急もたくさんやった．こんな医療，ありえんぞ！」

　緊急入院決定である．しかし，状況はほとんど変わっていない．腸は破裂寸前である．どうにかしてくれと今度は入院先の看護師に懇願すると，モルヒネの指示が出ているらしい．ついにここまできたか．何でもいいから楽にしてくれ．この頃になると，盛られた薬と極度の痛みで，怒りによる覚醒時以外の記憶は断片的である．

　モルヒネはたしかに効果があったが，数時間で痛みが再発する．便秘が原因なのだ

から，当たり前の話だ．聞くと，明日は休日だから明後日まではこのまま入院して経過を見る予定という．本気で言っているのか？　便秘・サブイレウスの痛みで苦しんでいる患者に対し，モルヒネで2日間誤魔化すだと？　そうだ．ここはアメリカだ．言わないと変わらない．頼む，話のわかる人を連れてきてくれ．

呼び出された人物は「麻酔看護師」ならぬ「消化器内科看護師」であった．アメリカはここまで階層化されているのか．私は彼女に必死に訴えた．

「便秘に対してそのつどモルヒネを投与するという治療は，どう考えてもよい治療に思えない．明後日までモルヒネで症状を消す？　便秘を治さずに？　破れるって！」

彼女はとてもスマートであり，同意しすぐに消化器内科医を呼んでくれた．やっと本丸のおでましである．その医師も非常に礼儀正しかった．

「大変でしたね．しぶとい便ですね」

診察後にネラトンカテーテルを用いて浣腸液を奥まで挿入してくれた．効果は絶大で，驚くほど速く痛みが消失した．来院後，すでに12時間以上経過していた．モルヒネの効果と合わせて，私はようやく眠りについた．

いかがでしたか．完全ノンフィクションの，実体験です．

アメリカの医療レベルは高いといわれています．しかしこれは，高度の教育を受け，競争を勝ち抜き，症例を集中的に経験してきた一部の人間と，細分化された仕事をピンキリの人材に割り振り全体を運営するシステム（を作り上げたトップの人間）に依存しています．すべての医療，すべての人材が優れているというわけではありません．また，お金がないと受けられない医療も存在します．事実，前述の経験とその後の下部消化管内視鏡検査を合わせて，後日200万円近くに達する請求が届きました．

個々の技術と根性論を元に全体のボトムアップを狙い，格差のない医療提供を掲げてきた日本とは対照的です．そのような日本の医療界においても近年着々と欧米化が進んでおり，考えなければならない利点と欠点を目の当たりにした貴重な経験でした．

CHAPTER 3

大学院留学

大学院留学：医師における MPH の使い道

医師の大学院留学

　近年，臨床を中心に行っている医師（Doctor of Medicine: MD）であっても，医学以外の知識を必要とされる場面が増えてきました．同時に，**医学博士以外の学位を取得している医師が重宝されるようになり，そのような流れの先駆けともいえる海外の大学院に留学する医師が増えてきました**．中でも，公衆衛生学や経営学といった学問が特に人気のようです．

　私は，アメリカ研究留学中に出会った医師の疫学や統計学といった知識の多さに感銘を受け，公衆衛生学大学院に進学することを目指しました．幸いハーバード公衆衛生学大学院（Harvard T. H. Chan School of Public Health: HSPH）に合格・卒業することができたため，第3章ではその経験や有用な情報をご紹介したいと思います．

　本節は第1回として，**医師（MD）が海外で公衆衛生学修士（Master of Public Health: MPH）を取得することで開ける道**といいますか，どのような使い道があるのかについて，考察していきたいと思います．

医療政策側に立つ人への道

　MPHといっても，その内訳はさまざまです．HSPHであれば，Global Health, Health and Social Behavior, Health Management, Health Policy, Occupational and Environmental Health といったプログラムには，健康を広い視点から眺め，問題点の抽出と改善策の模索・提言を行うことを目的とする生徒が在籍します．

　ある意味「広い視点」から世の中を見ることができ，「たくさんの」人を救うことができる可能性があるため，**公衆衛生学の醍醐味**の一つといえるでしょう．システムづくりという点ではアメリカは日本より随分と優れているため，留学してまで学ぶ価値はあると思います．

　私の同期では，世界銀行や一般企業出身の non-MD，MD ではあるが臨床を離れている医系技官が，これらのプログラムに在籍していました．また，臨床研究の手法を主に学ぶために来ていた（上記のプログラム以外に在籍していた）臨床医であっても，システムづくりに魅せられ卒業後に医系技官になった人もいました．

臨床研究をガンガンしたい MD

　HSPH であれば，Epidemiology，Quantitative Methods，Clinical Effectiveness といった，MD が行うような臨床研究の手法を掘り下げて学ぶプログラムが存在します．

　日本では，臨床医が「1. 研究の立案，2. プロトコルの作成，3. 倫理委員会への提出書類の作成，4. 患者説明・同意取得，5. データ収集，6. 統計・解析，7. 論文作成」といった一連のプロセスをすべて臨床業務の合間に行なっているのが一般的です．このうち，**MPH で学べるのは，主に 1. 研究の立案と 6. 統計・解析**です．この領域を学ぶという意味では，MPH は有用でしょう．

　ここで，MPH についてよく耳にする意見を考えてみます．

噂その 1: 所詮はマスター（master degree）？
　この文面は，「ドクター（Doctor of Philosophy: PhD），すなわち博士と比べて」という文章が隠れています．

　アメリカで博士号を取得するのは非常に大変です．修士号と比べ，その門も非常に狭く，入学するための倍率はとてつもなく高いです（1 つのプログラムに定員 1 名など）．たとえば，HSPH の MPH の学生であっても，同大学の博士課程の学生になるのは至難の業です．大学側も本気なので，博士課程の学生には給料が出ることがあります（！）．

　私も1年間修士課程で学び，博士課程の学生とも触れ合いましたが，正直いって博士と修士では「レベル」が違います．私の領域で例えるならば，「博士が麻酔専門医で，修士は研修医」といったところでしょうか．研修医でも簡単な麻酔はできますが，麻酔専門医とは知識も技術も桁違い，という意味です．すなわち，**修士でも疫学や統計の基本は知っていますが，あくまで基本のみ**です．その意味では，「所詮は修士」という文面は間違っていないと思います．

　一方で，博士レベルの知識がMDに必要なのか，という意見もあります．たしかに疫学にしても統計にしても，博士課程の学生とは桁違いでしたが，MDが行うような臨床研究にそこまでの知識が必要か，と言われれば，"No"に近いのではないでしょうか．学問的には正しくても，現在の主な医学系雑誌ではそこを求めていません．現場で働く人間がスッと理解できるような臨床的解釈も重要となります．嘘もいけませんが，正論を追求しすぎてせっかくのデータが無駄になる，貴重な研究がボツになるといった状況も，どうかと思います．

　MPHであっても，そのような正式な教育を受けてない人よりは数段理解が深いですし，大半の医学論文で使用するような疫学・統計であれば十分のことが多いです．もちろん**解決できない問題に直面することもあるとは思いますが，修士なら専門家（博士）に質問・会話できるだけの基礎知識と共通言語を知っている**ので問題ありません．

　先ほどの例（博士が麻酔専門医で，修士は研修医）でもう一度考えてみましょう．研修医であっても，医学生とは雲泥の差がありますよね．もちろん専門医とは桁違いですが，知識が少なく実臨床の経験のない医学生よりは，ずっとずっと「役に立ち」ますし，専門医と会話できるだけの「共通言語」を持っています．

　また，博士号を取得するには4年程度必要になります．特に海外の博士課程は非常に負荷が大きく，臨床の片手間に行うものではありません．すなわち，博士号のための留学ならば最低4年は臨床から離れることを意味します．臨床能力とは，一度培えば一生維持できるものではありません．（年齢的にも特に大切な時期に）4年も臨床から離れることは，臨床医としてのキャリア・

能力を著しく傷つけてしまいます．そういった意味では，1〜2 年で取得できる MPH は「手軽」な資格と言えます．

噂その 2: MPH を取ったからといって良い論文が書けるわけではない？

答えから言って，"Yes" でしょう．良い大学に行ったら良い企業に就職し出世するわけではありません．優れたプロテニスプレーヤーを数多く輩出したテニスクラブに入会したら，必ずテニスが強くなるわけではありません．MPH を取得することが良い研究者に直結するわけではないことは，不思議なことではありません．MPH は良い研究者であるための十分条件ではないということですね．

一方で，MPH は良い研究をするための必要条件でしょうか？　これもおそらく違います．世にインパクトのある研究を次々と送り出している人物が，必ずしも MPH を持っているわけではありません．

では，MPH は不要なのでしょうか．そうとも限りません．前述したように，今の医学論文に必要とされる多くの疫学・統計学的知識を得ることができますし，専門家とディスカッションできる共通言語も身につきます．もちろん，最終的には経験が大事ですので，実際に研究を行うことが重要にはなりますが，**我流ではなく「ちゃんとした教育を受ける」という意味では意義のあるプロセス**だと思います．

アメリカで臨床医になりたい人

毎年ある一定数存在するのが，アメリカで臨床医になるため，レジデントになるための，準備期間として MPH に所属する MD です．疫学や統計といった学問に強い興味がある訳ではありませんが，以下のようなメリットがあるので在籍しています．

1. コネクションができる

MPH のメリットの一つが，**現地の MD とコネクションができる**ことでしょう．HSPH では，授業の一環として実際に現地で研究を行う "Practicum" というカリキュラムがあります．そこで実際の臨床研究を行っているチームと関わることができるため，働き方によっては「欲しい人材」と思わ

れるかもしれません．また，当該施設で採用されなくても，強力な推薦状を
書いてもらうことが可能になります．

　また，MPH の学生であることは，ある程度の競争を勝ち抜いてきたこと
を意味します．ですので，親しくなりたい，近づきたい人間がいて，突然**メー
ルを送るなりコンタクトをとった場合，返信してくれる，会ってくれる可能
性が高い**ことは特筆すべきです．見ず知らずのどこの誰かもわからない人か
らのメールには返信しませんものね．このようにコンタクトをとって近づ
き，その人の下で研究などをすることで，自分のスキルアップとともにコネ
クションを作ることが可能です．

　たとえば，私は HSPH に入学する前に研究留学の経験がありましたが，当
時は特に実績のないただのリサーチフェローという身分でした．そのような
立場で突然メールを送っても，返信をもらえることは多くありませんでした
し，時間を作って会ってくれることなどごく稀でした．

　一方で，HSPH に所属していた頃は，メールを送れば，ほぼ確実に返信を
もらえましたし，忙しい中時間を見つけて会ってくれる人も多かったです．
話が盛り上がれば今後大事な繋がりになるでしょう．**コネクション作りのた
めに，MPH は有用なツール**と言えます．

2．履歴書が良くなる

　アメリカでレジデントとして採用されるための一つの目安として，「卒後 3
年」や「卒後 5 年」が一つの壁と言われています．すなわち，卒後 3 年や 5
年を過ぎるとマッチする可能性が低くなる，というものです．しかし，卒後
3 年や 5 年を過ぎていたとしても，その間に遊んでいたわけでなく真っ当な
理由があれば，その例外となります．**MPH はその十分な言い訳になります
し，むしろプラスに働くかも**しれません．他の MD には持っていない知識を
持っているわけですから．

　日本にいながらアメリカでレジデントをするための準備をひたすら行い，
年月が経ってしまうと，年々採用される可能性は低くなります．そういった
意味では，MPH に在籍することでコネクションも作りやすくなり，さまざ
まな現地の情報が入り，卒後時間が経過した理由づけにもなり，かつ本来の

MPH の知識を得られるという，一石三鳥，四鳥のような話です．

　以上のように，アメリカで臨床医として働きたい人も，MPH は考えるに値する選択肢と言えます．実際，私の同期の日本人も，MPH 在籍中にマッチングに申し込み，見事にマッチ，卒業と同時に米国でレジデンシーを開始していました．

「箔」をつけたい人

　「箔」をつけるためだけに MPH なんて，ミーハーといいますか，否定的な意見がありそうですが，一概にそうとはいえません．世の中には，そのような「箔」が重要になることも（残念ながら）あります．

　たとえば，**カナダであればある一定のポジションにつくためには MD だけではダメで，何かしらのそれ以上の学位（修士なり博士なり）が必要**となります．その意味で，最短で1年で取得することのできる MPH はカナダの MD にとって非常に魅力的です．夏期講習を 3 年間受講しても MPH はもらえるため，夏には大勢のカナダ人が HSPH にきます．

　日本も例外ではありません．**MD 以外の学位がなければスタッフ（助教以上）になれない大学病院もありますし，学位がなければ部長クラスになれない市中病院**も数多く存在します．

　「留学」そのものに対して過度な羨望の眼差しが未だに少しは残っています（行ってみると大したことないことも多いことに気づきますが）．そのような世の中が良いか悪いかは別として，現状の世界に生きる私たちにとっては，このように箔を付けるための MPH という選択肢を否定することはできないでしょう．

　いかがでしたでしょうか．私が思う，MD が海外の MPH をとることで開ける可能性のある「道」について書きました．前述のどれかに当てはまれば MPH を考慮する価値があるかもしれません．また，それ以外の方でも何かしらの使い用途があるかもしれません．

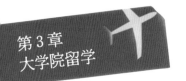
MPH と臨床医

臨床現場における MPH

　　医師が MPH（Master of Public Health）を取得することで得られる道や可能性については，前節で解説いたしました．医師にとっても，MPH を取得することで（臨床現場以外で）さまざまなメリットがあることがおわかりいただけたかと思います．

　　一方で，MPH が医師の間でも浸透してくるにつれ，**「MPH で得た知識が臨床現場でどのように役立つのか」** と質問されることが多くなりました．そこで本節では，臨床医が MPH を取得することで臨床能力に与える影響について，考察したいと思います．

MPH は臨床能力には直結しない

　　まずはじめに，結論から申し上げますと，MPH で得た知識が臨床能力に直結するかというと，そうではありません．以下に，その理由をいくつか挙げたいと思います．

　　一つ目は，現場の臨床医に求められるのは，最新の知識を元にした迅速な総合的判断力です．言ってしまえば，**そこに MPH で得られる「論文への批判的吟味」力はそこまで必要ありません**．なぜなら，それぞれの論文を深く読み込み批判的に評価し，エビデンスレベルを決定する委員会が存在し，その道（批判的吟味という意味で）のスペシャリストである彼らが臨床の時間を削ってガイドラインを作成し，多忙な臨床医にシェアしているからです．もちろん，MPH で得た知識をフルに活用すれば彼らよりも論文を深く読み込むことも可能ですが，臨床の時間を削って多くの時間を割いている彼らを上回る時間と労力を割かなければなりません．

　二つ目は，臨床医は個人を相手にしており，臨床研究は集団を相手にしているという違いによるものです．臨床研究は集団への効果を統計学という手法を用いて評価しているのであって，個人への効果を評価しているわけではありません．**臨床医が大切にする n＝1 は，疫学者や統計学者，データサイエンティストにとっては「外れ値（outlier）」として評価するに値しないデータにさえなり得ます**．MPH 在籍中に身につける思考力は後者であるため，人によっては臨床での n＝1 に対する考え方が変わり，臨床上のモチベーションを下げてしまう人もいます．

　三つ目は，MPH を取得するのに費やす時間です．MPH を取得するには，最低でも 1 年，学校によっては 2 年以上，パートタイムでは数年かかることもあります．**成長するチャンスである大切な時期に MPH 取得に時間を費やさなければならず**，臨床では遅れをとりますし，その後に挽回，そして抜きん出るにはかなりの努力が必要です．

　では，臨床医は MPH を取得する意味はないのでしょうか．実は，そういうわけでもありません．

振り回されない臨床医

　臨床医は最新の知識やエビデンス，ガイドラインを元にして臨床的判断を下します．そして，そのエビデンスは，基礎研究を経て最終的には臨床研究で決められることが多いのは，ご存知の通りかと思います．しかし，このエビデンスやガイドラインですが，最新の研究に基づいて頻繁に改訂されます．質の高い最新の研究がこれまでとは全く異なる結果を出した場合，場合によっては，数年前とは180度反対の医療を推奨するケースも多々存在します．

　このようなある意味「コロコロ変わる」エビデンスはなぜ起こりうるのでしょうか．それは，研究の立案や方法，解析に関する何かしらの問題点に，多くは起因します．また，良くも悪くも数字を元にした統計学を用いて判断しているため，偽陽性・偽陰性は免れません．

　前述のように，臨床現場ではそれぞれの論文を深く読み込む力はそこまで必要ではなく，最新の知見（の表層部分）を広く知っている方が現場では役

に立つ場合もあります．しかし，知識が浅く表面のみであると，このような
エビデンスやガイドラインの変更に振り回されかねません．

　そういった場合であっても，MPHなどで系統立てて研究の手法を学び理解
している人は，つい最近自分が行っていた医療が否定された際であっても，**自
分の自分に対する自信を失わず，理論的に説明**することができます．芯のしっ
かりしている「ブレない」医師は，医療現場でも信頼されやすくなります．

重宝される

　医師の間にも格差が生まれ差別化が行われている昨今では，同じ臨床医で
あっても，臨床，研究，組織運営力など，何か他の人たちよりも優れていた
方が得をします．私の場合，アメリカでMPHを取得した後にオーストラリ
アに臨床留学をしましたが，**この臨床留学中にMPHには名実ともに助けら
れました**．

　まず，海外では医師が修士号や博士号といった学位を持っているだけで，
とても尊敬されます．それなりの時間と労力を費やさないと取得できない学
位であり，そのようなMD以外の学位がないとトップになれない部門も数多
くあります．そのため，私のような外国人であっても，**MPHを持っている
という肩書きだけで，一目置いてもらえた**ように思います．

　また，私の専攻であった疫学や医療統計学に関する知識や，実際にデータ
を扱い解析するスキルに関しても，臨床留学中であっても非常に役立ちまし
た．海外の医師であっても研究に興味がなく，ほとんど経験したことがない
医師は数多くいますが，彼らも海外の専門医を取得するためには最低限の研
究や論文が必要です．ですので，**臨床留学中であっても研究に関してアドバ
イスを求められることも多く，臨床現場での評価アップ**につながりました．

　このように，MPHそのものが臨床能力に対して直接プラスに働くことは
あまりないかもしれません．しかし，MPHという肩書きや，その過程で学
んだ知識やスキルは，臨床医としての質や他人からの評価に間接的に良い影
響を与えてくれる可能性は，十分にあります．

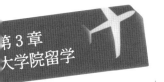

ハーバード大学院で必要な
英語力

プログラムによって異なる英語力

　志望する大学（院）によってはもちろんですが，同じ大学院であってもプログラムによって必要とされる英語力は異なります．たとえば，私は公衆衛生学大学院に通いましたが，同じ公衆衛生学といってもその内訳はさまざまであり，HSPH にも多くのプログラムが存在します．

　本節では，必要とされる英語力がプログラムによって異なることを示すために，「ディスカッションで何かを作り上げていく」プログラムと，「座学中心の」プログラムに大別して考えてみたいと思います．

ディスカッション中心のプログラム

　幅広い公衆衛生学という分野の中でも，環境や医療政策，社会行動学などについて，**授業中のクラス内でのディスカッションが中心**となるプログラム（HSPH であれば Global Health, Health and Social Behavior, Health Management, Health Policy, Occupational and Environmental Health など）があります．そこでは，授業についていくためには比較的**高い英語力が必要**とされますし，必然的にこれらのプログラムに合格するためには高い英語のスコアが必要となります．

　たとえば，HSPH のホームページ上の受験資格として挙げられている TOEFL 100 というのは当たり前で，博士課程に至っては110点でもまだ低いなどと言われています．

座学中心のプログラム

　それに対して，疫学や統計が中心のプログラム（HSPH では Epidemiology, Quantitative Methods, Clinical Effectiveness など）はスライドを用いた講義形式のことが多く，**言葉の論理や数字さえ理解できれば，英語がそこまでできなくても授業にはついていけます**.

　英語能力の受験資格は他のプログラムと同じはずですが，実際には TOEFL 100 をクリアせずに合格している人もいました.「それって受験資格を満たしていないのでは？」と思うかもしれませんが，そこはアメリカです.やる気と熱意，コネクションなど他で何とでもカバーできる国です.

ちなみに私の場合

　私は Clinical Effectiveness という臨床医対象の疫学や統計が中心のプログラムに所属していました. IELTS でのスコアが，ライティング 7.5，リーディング 7.5，ライティング 6.5，スピーキング 6.0 で，オーバーオール 7.0 の時に受験しました.

　合格はしましたが，ライティングやスピーキング，GRE の英語のスコアの低さからなのか，渡米までに ESL（English as a Second Language）のクラスを受講し，その証明書を提出しろと言われました（いわゆる条件付き合格）. 私は英語の先生に頼んで個人レッスンを行ってもらい，証明書を提出してから渡米しました.

　そんな私の英語力でしたが，疫学や統計といった座学中心の講義では大して苦しみませんでした. しかし，必修科目であった社会行動学や倫理といったクラスでは，私の英語力では全く歯が立ちませんでした.

　このように，自分の行きたいプログラムによっても必要な英語力は変わってきます. 自分が何をしたいのか，何を学びたいのかを見極め，それに応じた英語力の目標を設定する必要があるということですね.

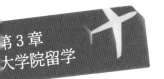

ハーバード大学院に必要な GRE

GRE (Graduate Record Examination) と大学院

　アメリカの公衆衛生学大学院を受験するためには，志願者は GRE (Graduate Record Examination) という試験を受験し，そのスコアを提出しなければなりません．もちろん高得点の方が良いのですが，この試験はネイティブ向けの試験のため，科目によっては日本人が高得点を狙うのはかなり難しいと思います．

　一方，公衆衛生学大学院の多くは，志願者の GRE の平均値や分布を公表することはあっても，志願者がクリアするべき GRE の「最低ライン」を明記していません．そして，HSPH のように GRE をそこまで重要視していない学校も少なくありません．実際，HSPH のホームページにも **"There is no minimum GRE score requirement"** と書いてあります．また，私の GRE のスコアは散々なものですが，公衆衛生学の大学院ランキングで1，2位にランクインされることの多いジョンズ・ホプキンス大学院とハーバード大学院の両方に合格することができました．

　ちなみに，学校やプログラムによっては，GMAT (Graduate Management Admission Test) など他のテストで代替することも可能となっています．また，**USMLE Step 2 CS のスコアや ECFMG certification を提出することで，GRE 受験を免除**してくれる学校もあります．私の場合，Tulane 大学と Oregon 大学を受験した年は，GRE を受験せずに USMLE Step 2 CS の結果のみを提出しました．もし GRE 以外に何か標準試験のスコアを持っているなら，それが（GRE の代わりに）使えるかそれぞれの学校に問い合わせてみると良いでしょう．

私のスコア

　私は GRE を受験しましたが，**受験回数は 1 回のみ**です．スコアも満足の
いくものはありませんでしたが，「（特にハーバード公衆衛生学大学院は）
GRE はさほど重要でない」という噂を真に受け，1 回のみの GRE 受験でス
コアを提出してしまいました．合格したので結果オーライかもしれません
が，振り返りを行いたいと思います．

　以下が，私のスコアです

・Verbal Reasoning: 145 （26th Percentile）
・Quantitative Reasoning: 167 （90th percentile）
・Analytical Writing: 3.0 （15th percentile）

　数学（Quantitative Reasoning）以外，結構酷いですね．一つひとつ，み
ていきましょう．

Verbal Reasoning: 勉強期間 3 カ月

　いわゆる，アメリカの「国語」的な試験です．一度 GRE の試験や問題集
を見たことがある人ならわかると思いますが，**基本は単語のテスト**です．た
だし，一つひとつの単語の意味を選ぶような問題ではなく，ある文章中に空
欄が複数存在し，どのような組み合わせで単語を入れると文章全体の意味が
通るか，といった感じで解いていきます．したがって，かなり**言葉の論理的
な試験でもあります**．

　日本は個人でモノそのものを精巧につくることに長けていますが，アメリ
カはディスカッションを通して皆で結論を導いていくことに長けています．
そして，そのようなディスカッションにおいては言葉の論理は非常に重要な
能力なんですね．

　もちろん，言葉の論理を組み立てるには，それぞれの単語の意味を知らな
ければ何にもなりません．そして，その単語が非常に難しい．日本語でも専
門の大学院に行くような人が使う経済や金融の専門用語がありますよね？

医療で言えば,「腹腔」内の「癒着」や,外科的「侵襲」といった用語です.要するに,**一般の人が聞きなれないような専門的な単語を覚えなければなりません**.私は GRE 対策の単語帳のようなものと問題集を 1 冊ずつ購入し,約 3 カ月間を対策期間として設けました.

結果はご覧の通りです.1 回しか受けなかったこと,勉強期間が短いこと,そもそも高得点を狙ってないことなどから,このような低いスコアになっています.高得点を狙うのであれば,もっと真剣に GRE 用の英単語をできる限り多く覚える必要があったでしょう.一方で,**このセクションが高得点であったという同期に出会ったことはない**ので,ここの試験対策自体不要なのかもしれません.

Quantitative Reasoning: 勉強期間 3 週間

数学です.というより,算数です.日本における中学レベルの問題しかでません(微分積分も出題されません).私は高校生以来数学なんてしていませんでしたので,約 15 年ぶりの数学でした.単純な二次方程式さえどうやって解けばいいのか覚えていませんでしたし,「三角形の内側の角度の和って何だっけ?」といったレベルでした.

しかし,それでも Magoosh＜https://magoosh.com＞いうオンラインの問題集をやるだけで,十分でした.これはとても良いサイトだと思います.Quantitative Reasoning はちょっと頭を使えば難しい計算が不要な(一瞬で答えが出る)問題が多く,**日本の学生なら少し勉強するだけで大丈夫**だと思います.

ただし,「日本人は数学が得意」「日本人は verbal や writing で点数は悪くてもいいが,数学は高得点を取らなければならない」といった噂も耳にしましたので,なめてかからない方が良いかもしれません.私もさすがに,このセクションの得点が低ければ受け直す予定でした.(私はとれていませんが)日本人なら満点を目指す必要があるでしょう.

Analytical Writing: 勉強期間 2～3 日

　　日本人が Analytical Writing で高得点を叩き出すのは大変という噂を耳にしていましたので，勉強時間は他に費やし，Analytical Writing のための勉強はほとんどしませんでした．結果，点数も低いですし，私のアドバイスなど参考にならないとは思いますが，一つだけ．

　　IELTS と一緒で，文章の型を用意し，それに無理矢理あてはめるやり方は，避けた方が良いように思いました．巷にはそのような勉強法を推奨しているサイトも見受けられますが，丸暗記した構文をちぐはぐに付け合わせた文章に自然な論理は展開できません．暗記し型を用意してきたことが試験官にばれると，点数が低くなる IELTS と同様の印象を持ちました．

　　以上です．私はこんなスコアでHSPHに合格してしまいました．繰り返しますが，**GRE を重要視していない学校は多いと思います．自分の目標によっては，勉強時間を他に費やすことも大事かもしれません．**

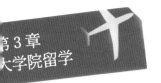

MS と MPH の違い

近年，医師の間でも人気のある MPH（Master of Public Health）ですが，いざ内容を調べてみると，MS（Master of Science）という学位との違いがわからない，どっちを選べばいいの？　と感じた方は多いのではないでしょうか．その違い，なかなか理解しづらいですよね．

そんな方のために，本節では MS と MPH の違いについて解説したいと思います．

MS (Master of Science)

1. アカデミック

一般的には，**MS はアカデミックな学位（academic degree）**と考えられています．すなわち，公衆衛生のある特定の分野を，「学問」として捉え，**その学問を研究することが主な目的**です．そのため，卒業後は博士課程（PhD: doctorate）に進むことも多く，そこまで見据えた人が取る学位でもあります．たとえば，**医師（MD）というバックグラウンドを持っているものの，今後は疫学者などで活躍したい人**，などですね．

以前にも書きましたが，特にアメリカでは修士（master）と博士（PhD）では「格」が違います．逆に言えば，その分野を極めるために博士号を取得し学問として追求したい人が，まずはMSに進む，と考えることもできます．

2. より深く追求

MS の場合は，**MPH よりも学びたい領域をより明確にし，追求する**ことが求められます．疫学にしろ，統計にしろ，選択した領域をより深く学ぶ必要があります．そのため "MS in Epidemiology"，"MS in Biostatistics" のように，学びたい領域が明確に決まっています．

MPH (Master of Public Health)

1. プロフェッショナル

　MSがアカデミックな学位であるのに対し，**MPHはプロフェッショナルな学位**（**professional degree**）と考えられています．基本的には，何かしら他の専門職を持っており，**現場で働いている人が対象**となります．**卒業後は取得した学位を活かして，元々のベースとなる専門職として現場で活躍することを目的**としています．たとえば，**臨床研究に興味があるMDが，今後も臨床医として働きつつ，疫学や統計を学ぶことで今後の活躍の場を広げたい人**などが対象となります．

2. 浅く広く

　基本的には，公衆衛生の分野を浅く広く学ぶことを前提とします．しかし，人によっては特定の分野を深く学ぶこともあります．そのため，"MPH in Epidemiology"といったプログラムも存在し，**MSとの違いがわかりにくく**なってしまっています．

　要するに，簡単に言えば，**MSは「学者」になりたい人のための，MPHは現場で活躍したい人のための学位**，と考えても良いかもしれません．

ハーバード公衆衛生学大学院 (HSPH) の場合

　HSPHの特徴として，授業選択のフレキシブルさが挙げられます．どういうことかとお話しますと，それぞれの学位取得に必要な「必修科目」が存在しますが，それさえ取得していれば，あとはどの授業を選択しても構わない，ということです．そして，その「必修科目」は卒業に必要な全単位のごく一部に過ぎない，または何かしらの他の授業で代替可能であることから，どのプログラムに属していても，多くのクラスを自由に選択できます．

　たとえば，私と同じ年に入学した日本人で，MSのepidemiologyというプログラムで入学した医師がいました．かたや私は，MPHのClinical Effectivenessという臨床研究にも関わりたい医師向けのプログラムに在籍していました．

　前述の考え方でいきますと，彼は疫学を学問として勉強したい疫学者，私は現場で働き続けたい医師，というように考えられると思います．しかし，彼と私で勉強したい内容が近く，1 年を通して選んだ授業はかなり重なっていたと思います．この意味では，HSPH においては MS と MPH に（少なくともキャンパスでは）大きな違いはありません．

　しかし，卒業後も彼はボストンに残り研究をガンガンしていますし，私は臨床医として働いています．そういった意味では，方向性や考え方として，MS と MPH の違いは前述の説明で適切ではないかと思います．

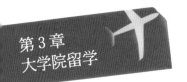

フルタイム vs. パートタイム

バックグラウンドの違い

　　海外で大学院生として過ごす場合，フルタイムとパートタイムのどちらか
を選択できることがあります．**フルタイムの学生 (full-time student) は，
年間を通して学業に専念する人であり，学生生活がメイン**となります．海外
から大学院留学に来た学生の多くは，フルタイムで学生生活を送っています．

　　一方，**パートタイムの学生（part-time student）は，基本的には他の施
設に籍があり，空いた時間に大学院で学ぶ**，というスタンスです．HSPH で
あれば，多くはボストンにある有名な MGH（Massachusetts General Hospi-
tal）や BWH（Brigham and Women's Hospital）などでレジデントやフェ
ロー，研究ラボでポスドクをしながら，大学院の授業にも並行して出席し学
びに来る人たちのことです．日本人でもこのようにポスドクをしながらパー
トタイムとして学生生活を送る人もいます．

取得できる単位数

　　**フルタイムの学生は，1 学期に最低限取得しなければならない単位という
ものが存在**します．HSPH のフルタイムであれば，1 学期に最低 12.5 単位取
得しなければなりません．逆に，12.5 単位以上はいくらでも取得することが
できます．授業料は一律なので，取れば取るほど「お得」になります．そし
て，45 単位で卒業できるプログラムに属した場合，夏から来ている学生であ
れば「15 単位（夏）＋15 単位（秋）＋15 単位（春）＝45 単位」といった感じ
で，秋から来ている学生であれば，「22.5 単位（秋）＋22.5 単位（冬）＝45 単
位」といった感じで，**1 年以内に全単位を取り終えることができます**．

　　逆に，**パートタイムの学生は，1 学期に取得できる最大単位数というもの
が存在**します．HSPH のパートタイムであれば，1 学期に最大 12.5 単位まで

しか取得できません．授業に潜り込み聴講（audit）だけすることは可能ですが，取得できる単位としては12.5単位までです．したがって，**卒業には2〜3年かかる**ことになります．

ラボの仕事とフルタイムの学生の両立は難しい？

　フルタイムの学生は，学生生活がメインなので，毎日の講義と多量な宿題をこなすことが日課となります．**一つの講義から得られる内容は非常に多い**ため，頑張れば頑張るほどやるべきことは増え，他のことに手を出せないくらい日々が忙しくなります．

　そう言った意味では，**フルタイムの学生でありながらラボの仕事を並行して行うことは，中途半端になるリスク**があります．どうしても一つひとつの講義に費やす労力が減るため大学院から得られる内容が少なくなると同時に，ラボでの仕事も思ったように進まないかもしれません．ラボでの仕事の質が落ちると，ラボでの評価が下がるため，人によっては最も避けたい事態になるかもしれません．

フルタイムだけではアウトプットの機会に乏しい

　一方で，ラボに属さず，**フルタイムの学生だけをしていると，アウトプットの機会が乏しくなる**ことがデメリットの一つでしょう．MPHはあくまでも学問を学ぶ場であり，実際の研究を行うところではありません．HSPHではプラクティカム（practicum）といって実際に研究を行い発表するカリキュラムも用意されていますが，授業全体のごく一部に過ぎず，アウトプットの機会は多くありません．

　実際の研究を行っている方であれば理解できると思いますが，実際のデータは想像以上に汚く，とてもそのまま解析できる状態ではありませんし，医療現場のデータは理論を簡単に当てはめられるほど単純ではありません．MPHで教えてもらった疫学や統計といった理論を実際のデータに応用しようとすると，想像以上に悩む場面が多いことに気づきます．

　HPSH のフルタイムの学生の中には，それまで研究を実際に行ったことのない人が意外に多い印象がありました．そもそも私たちのような MD という基盤があった上でプラス α での公衆衛生学を学びに来るのではなく，公衆衛生学そのものを基盤にすべく HSPH に来る人も多いので，研究経験や社会経験のない，それこそ「大学卒業してすぐにここにきました」といった感じの，それこそ 20 歳代前半の人も数多くいます．そのような人たちとディスカッションをしていると，「実際はそんなに単純じゃないけどね」「それは机上の空論でしょ」と言いたくなるような場面を多々経験しました．

　やはり，**あくまで大学院は学問を学ぶ場であって，実際の臨床研究への応用ができるようになるにはそれなりのアウトプットする場が必要**だと思います．そういった意味では，フルタイムであってもラボと両立することは，前述のような中途半端になるリスクがある一方で，インプットとアウトプットを同時に行えるという点においては大きな魅力ともいえるでしょう．

まとめ

　以上の点を元に，フルタイムかパートタイムで迷った場合は，自分にあったスタンスを選ぶと良いでしょう．

1. ラボに属さずフルタイムで学び，可能な限り多くの講義を受講し，可能な限り自分のモノにする，インプット優先派
2. フルタイムで学ぶが，ある程度はアウトプットもしたいため，負担にならない程度にラボで研究を行う，インプット・アウトプットバランス派（←私）
3. フルタイムで学び，ラボにもポスドクとして在籍し，どちらも頑張るスーパーマン（←そのような人もちゃんと存在しましたので，不可能ではありません）
4. ラボの仕事の質を落としたくない，ラボでの評価を下げたくないため，パートタイムでゆっくり学ぶ人

といった感じで考えたらいかがでしょうか．

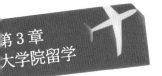

1年間プログラム vs.
2年間プログラム

必要単位数と期間

　　大学院では，卒業に必要な単位数というものが決められています．必要な単位数が多い場合は，卒業までに時間がかかりますし，少ない場合は比較的短期間で卒業が可能になります．

　　たとえば，ハーバード公衆衛生学大学院（HSPH）の MPH（Master of Public Heath）には，45単位（MPH-45）と65単位（MPH-65）が用意されています．これはそれぞれ，45単位，または65単位取得すれば，修士（master degree）となることを意味します．フルタイムの学生である場合は，45単位の場合は1年で，65単位の場合は1年半～2年での卒業を目指すことになります．

　　では，単位数や期間によって，どのような違いが生まれるのでしょうか．

公式ホームページの解釈

　　HSPH のアドミッションオフィスのホームページには，以下のような記載があります．

> In most cases, those who meet the requirements for the MPH-45 program should apply to those fields of study, however under exceptional circumstances, the longer degree program may be more appropriate, and can be discussed with the MPH Program Office/Office of Education or Admissions Office. Such cases include experienced professionals who are pursuing a career switch, and students who need to maintain full-time student status for the duration of a fellowship that lasts

> two calendar years. Applying to the MPH-65 program if you are eligible for the
> MPH-45 program does not increase your possibility for admission.

簡単に訳しますと

- 特別な状況でない限り，45 単位を選ぶ人が多い
- ただし，キャリアを変えたい人や 2 年間の full-time student である必要
  がある場合などは，65 単位も選択可
- 合格率は変わらない

といった内容が書かれています．本節は，せっかくなのでもう少し違った視
点で考えてみたいと思います．

そもそも，学校やプログラムによっては選択できない

　　アメリカの公衆衛生学大学院には，ハーバード大学院やジョンズ・ホプキ
ンス大学院のように 1 年で修士を取得できるコースも併せて用意している学
校と，基本的に 2 年かけて学ぶコースのみを提供している学校があります．

　　また，同じ学校であっても，プログラムによっては 1 年間か 2 年間かを選
択できません．たとえば，私が在籍していた HSPH の CLE（Clinical Effec-
tiveness）や QM（Quantitative Methods）というコースには，45 単位のプ
ログラムしか存在しませんが，EPI（Epidemiology）などのクラスは 45 単位
と 65 単位を選択することができます．

深い知識を得ることができる 2 年間プログラム

　　アメリカの大学院の多くは，

> 「秋（9〜12 月）→冬（1 月）→春（2〜5 月）→夏（7, 8 月）→秋（9〜12 月）
> →……」

という順番で授業が進んでいきます．1 年間プログラムであっても 2 年間プ
ログラムであっても秋から始まりますが，1 年間プログラムであれば次の春

で終わりです．そのため，2年間のプログラムは**単位数が多く長期間のプログラムの方がより深く学ぶことができます**．

　また，多くの大学院では，それぞれの講義が屋根瓦式に積み重なっています．すなわち，あるクラスを受講するためには，その基礎となるクラスを受講していなければなりません．在籍中の秋から春にかけて興味のあるアドバンスクラスがあったとしても，1年間プログラムの学生は基礎クラスを修了していないため，（教授から直接許可をもらわない限りは）アドバンスクラスを受講できないことになります．すなわち，**単位数の違いだけでなく，1年間プログラムの学生は，アドバンスクラスの受講さえ許されない**こともあります．

短期間で卒業できる1年間プログラム

　MPHという学位取得に費やせる時間というのは，考慮すべき非常に重要なポイントです．日本で学位をとるのであれば，働きながら取得可能な大学院が多いため，家族への迷惑や収入面において最小限の犠牲で済みます．しかし，**海外で学位を取得するとなると，基本的には学生生活が主になるため，ある程度の時間や金銭面での犠牲が伴います**．そのため，1年で卒業できるプログラムは魅力の一つです．

　私の場合は，臨床研究を学びたい一方，臨床医を止めるつもりはありませんでした．そのため，前述のような家族や金銭面での配慮に加え，臨床を離れる期間をできる限り短くしたいという希望がありました．ですので，1年で卒業できるプログラムを提供しているハーバード大学院やジョンズ・ホプキンス大学院を志望校としました（※ちなみに，私が属したプログラムは夏から始まるため11カ月で卒業，HSPHのそのほかの45単位のプログラムは秋に始まるため実質9カ月で卒業することになります）．

私の感想

　在籍中に感じたこととしては，**1年という期間は非常に短い**ということで

す．正直，1 年で学べることなんか，ホンの僅かでしかありません．そのため，当時は 65 単位で 2 年間在籍できる同期への羨望もありましたし，引き続きボストンに研究職として残ることさえ考えました．

　一方で，おそらく **2 年プログラムを選択したところで，もっと学びたいという同じ感想を持つ**であろうことも容易に想像できました．この分野を本気でやるのであれば，結局は博士課程に進学しなければならないのだろうと．

　「医師における MPH の使い道」にも書きましたが，MPH には色々な使い道があります．そのため，個々の学生の考え方や，それぞれのキャリアにおける MPH の捉え方もさまざまです．結局は，その人におけるそれぞれの MPH の立ち位置から，MPH でどのくらい長く深く学ぶのかを考え，そこからプログラムの長さを決めるのが良いのではないでしょうか．

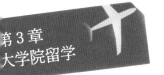

推薦状を誰に頼むのか

推薦状 (Letters of reference)

　　公衆衛生学大学院に限らず，海外では大学院受験や臨床留学での就職活動において，推薦状（Letters of reference/Recommendation letter）というものが必要となります．**自分という人間を第三者から評価してもらい，人間性や業績，仕事に対する姿勢，周囲との人間関係などについて記載**してもらいます．

　　推薦状は複数必要になることが多く，数人に推薦状を書いてもらうよう依頼する必要があります．合否や採用に影響する書類の一つですが，誰に書いてもらえばよいのでしょうか．

自分のことをよく知っている人物

　　時に，「有名な人や，権力のある人，その組織にコネクションのある人に書いてもらった方が良い」と思いがちです．もちろん，それらの人物があなたのことをよく知っている人物であれば，その方にお願いすべきでしょう．コネクション社会のアメリカでは，強力な後押しになるはずです．

　　ただしそれは，「あなたのことをよく知っている」前提の話です．**推薦状を書いてもらいたいがために近づいて，letter を書いてください，と頼むのは本末転倒**ということです．もしかすると書いてくれるかもしれませんが，そのようにして書いてもらった内容は薄っぺらく，試験官は「この推薦者はこの受験生のことをあんまり知らないのだな」とすぐにわかってしまいます．

　　ですので，やはり自分のことをよく知っている人に頼むのが一番です．たとえば，ハーバード公衆衛生学大学院（HSPH）の合格者の知り合いの中には，高校時代の家庭教師や，大学時代の部活のコーチに書いてもらった人た

ちがいます．直接，公衆衛生には関係なくても，その人物が**どのような人物なのかを熱意と誠意を持って書いてくれる人**の推薦状は，とても重みがあります．

直属の上司

推薦状が3通必要だったとして，3通とも高校時代や大学時代の人からのレターというわけにはいきません．**最低1通は，仕事の直属の上司**に書いてもらいましょう．大学にいれば教授，市中病院であれば部長，といった感じです．

ちなみに，行きたい組織のOB/OGが身近にいれば，ぜひお願いしてみましょう．大学院であれば，その卒業生です．**志望校のことをよく知っている人がレターを書くことに意義は大きい**ようです．

その国で活躍している，または，してきた人物

あなたの知り合いが，**その国で働いている人，活躍している人**であれば，（あなたのことをよく知っているという前提ですが）お願いしない手はありません．アメリカやオーストラリアで活躍している人は，その国の厳しい競争に勝ち抜いてきた人であることを意味します．少なくとも推薦状は書いてもらって今のポジションにいるはずですし，数多くの推薦状を読んで人選する立場の人かもしれません．**どのようにレターを書けば良いか，どのようなレターが好印象か，採用されやすいかなど，知り尽くしています**．

一方，日本でしか働いたことがない，海外の施設に自分の推薦状というものを書いてもらったことがない人は，他人を推薦する方法もそんなに詳しくない方が多いようです（悪い意味ではありません．日本には日本のやり方があります）．郷に入れば郷に従え．海外の組織に行きたいのであれば，海外のやり方を知っている人に頼むのが良いということです．

ちなみに，私の場合は，公衆衛生学大学院受験のためのシステムに4通の推薦状を登録しました．頼んだ人物は，

① 当時勤務していた大学の教授

② 昔の直属の指導医

③ アメリカ留学中のボス

④ アメリカ留学中に研究を一緒にしていた上司

です．最初の二人は日本人ですが，どちらも海外の留学経験があり，推薦状の重要性や書き方を理解している人たちでした．また，当然ですが，アメリカ留学中のボスや上司は，推薦状の書き方を知り尽くしています．

　最後に一つ，注意点を申し上げます．推薦状をお願いする場合は，時間的余裕をもって頼むようにしてください．締め切りギリギリに頼んでしまっては，質の悪い推薦状になる可能性もありますし，何よりも忙しい中，自身に何の得にもならない推薦状を書く時間を割いていただくということを忘れてはいけません．くれぐれも失礼のないようにしましょう．

Reference ✐
推薦状は「非公開」

推薦者に推薦状を書いてもらうようお願いしたところで，どこまでポジティブでどこまで強力な推薦を書くかは推薦者次第です．推薦状の内容は推薦者の信頼性にも関わってきますので，彼らも嘘を書くわけにはいきません．

そのため，基本的に推薦状というものは，推薦してもらった人は見ることができません．オンラインであれば鍵がかけられ申請者本人は見ることができませんし，手渡しされる場合であっても封筒に入れられ封をされた状態でないと信頼できる推薦状とはみなされません．

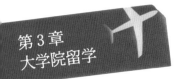

印象に残る自己推薦文
～総論～

合否を左右する自己推薦文

　　海外の大学院を受験しようとすると，英語能力などの受験資格や推薦状とともに，自己推薦文（personal statement や statement of purpose と呼ばれます）の提出が求められます．この志願者自ら作成する自己推薦文は，**大学院受験で合否を左右する，最も大切な文書**と言っても過言ではありません．そして，この自己推薦文ですが，一般的には，**自分という人物や志願理由，自分の将来像**（公衆衛生学大学院であれば，どのように公衆衛生という分野に貢献するか）について記述します．

　　たとえば，HSPH の MS（Master of Science）や MPH（Master of Public Health）の募集要項には，以下のような記載があります．

> ・Academic and/or professional preparation for a career in public health （→自分という人物について）
> ・Your focused interest in the degree program/department or MPH field of study to which you are applying （→志願理由）
> ・Career plans upon completion of the program at Harvard T. H. Chan School of Public Health （→将来像）

　　HSPH の MS や MPH であれば 600 words 以内に収めるよう指示されていますが，自己推薦文の長さは学校やプログラムによって変わりますのでそれぞれホームページを参照してください．

　　では，どうすると魅力的な自己推薦文が書けるのでしょうか？　以下，基本的な考え方から説明していきます．

その人にしか書けない文章を書く

　自己推薦文は，やはりユニークでなくてはなりません．自己推薦文を添削してくれる業者などの存在をよく聞きますが，私も含めハーバードの同期にこれらのサービスを使った人は（たまたまかもしれませんが）いませんでした．もちろん，利用するメリットはあると思いますが，そのデメリットは「ありきたりの似たような文章になる」ということでしょう．

　たとえば，ハーバード大学は，卒業・帰国後に，それぞれの分野でリーダーとして活躍してくれる人材を探しています．すなわち，誰かと同じようなことをする人は求められていません．日本で教育を受けると自己アピールが苦手になることが多いですが，**自分というものが唯一無二の存在であることをアピール**することは海外では大事なことです．

なぜその学校で学びたいのかを熱く語る

　大学院受験の際，どの学校にもほぼ同様の自己推薦文を送る人がいます．それでも文章が魅力的であれば合格するかもしれませんが，どうしてもその学校に行きたいならそれなりのアピールが必要です．**なぜ本校なのか？　それが伝わる文章でなければなりません**．この人の研究分野と私の研究分野が一緒で尊敬している，この教授と学会で会って話して感銘を受けた，などです．ホームページでわかる内容だけでなく，もっと踏み込んだ内容を記載しましょう．

　私の場合，このようなコネやネタがなかったため，直接面会を申し込み「ネタ作り」をしに行きました．研究テーマが自分と似ている教授に直接メールを送りつけ，面接を申し込みました．ハーバードの教授ともなれば，その対応も超一流です．見ず知らずの人のメールに対し，丁寧に返信してくれます．もちろん，忙しくて会えない，と言われることも多いですが，何人かトライしてみてください．会ってくれる人も結構います．もし，直接話すことができれば自己推薦文的にはかなり前進です．たとえ面接自体がそんなに盛り上がらなくても，**わざわざハーバードまで直接足を運んで教授と話したことを自己推薦文に書けますし，その熱意は伝わります**．

　もし面談を断られてもめげる必要はありません．メールのやり取りで何か目を引くことがあれば，自己推薦文に書くこともできます．「この教授は，私のやりたいことを伝えたらこのプログラムが良いと助言してくれた」などでも構いません．この志願者は本当にこの学校に来たいのだな，と思わせる自己推薦文にできれば，どんなネタでも構いません．

　特に日本からですと，会いに行くにはお金と労力がかかります．しかし，だからこそ他の人はしないことでもあります．それだけで，合格がグンと近づくのであれば，実行する価値があると思いませんか？

複数の人にみてもらう

　自分にしか書けない内容を書いたら，誰かに**添削**してもらいましょう．誰かと言っても，海外で実際に活躍しているネイティブがベストです．向こうの厳しい競争を勝ち抜いてきた彼らは，自己推薦文をどのように書けば良いか，どのような自己推薦文が魅力的かを知っています．

　そして**複数人にみてもらう**，というのも重要です．さまざまな意見を聞き，どんどんブラッシュアップしていきましょう．私の場合は，留学中に同じラボにいたリサーチコーディネーター，アメリカの医学部生，現地の大学で教鞭をふるっていた定年後の英語教師など，さまざまな人にみてもらい，意見を聞きました．

自分の肩書きに注意

　海外の MPH を受験する際，特に MD の人は日本ですでに博士号（Doctor of Phisiology：PhD）を取得している人がいます．日本においては MD が博士号を取ることが「普通」とされてきましたし，博士号を取得することは臨床を止めることを意味していません．「とりあえず」博士号を取得する日本の MD も多いでしょう．

　一方で，アメリカでは MD が博士号を取ることは一般的ではありません．そもそもアメリカで博士号を取得するのは非常に大変で，臨床の片手間にす

るものではありません．博士は，臨床よりもアカデミックな道を選んだ，ということであり，今後は研究で食べていくだけの力があることを意味しています．

　そのため，**博士は修士よりずっと格上なので，博士号保持者が MPH（修士）を受験することにアメリカ人は違和感を感じます**．博士号を持っていることが受験に有利，というのは間違いで，むしろ不利に働くことがあると思います．もし博士号取得後に修士を受験するのであれば，自己推薦文でその理由をしっかりと説明できなければなりません．また，もしかすると，自己推薦文で博士号について触れない，という策もあるかもしれません．しかし，どちらにせよ，少なくとも**博士であることを自分の売りとして書くのは避けた方が無難**だと思います．

　採点官は，数千人もの受験生の自己推薦文を短期間で読まなければなりません．1枚の自己推薦文を読むのにかける時間はごく僅かです．その短い時間でどれだけ興味を引き込めるかが，成功の鍵となります．次節では，具体例を挙げながら，その文章の組み立て方を考えていきます．

自己推薦文の書き方
～各論～

自己推薦文に必要な4つのポイント

　　前節では，海外の大学院入試などに必要な自己推薦文（statement of purpose）の考え方について解説しました．ここではその各論として，印象深い文章を作る方法について，私が用いた実際の自己推薦文も紹介しながら解説します．

　　まずはじめにポイントから申し上げますと，印象に残る自己推薦文を書くためには，

> 1. 自己体験談に基づいて
> 2. どう考え，どう行動し
> 3. なぜ今回の志願に至り
> 4. 将来はどうなりたいのか

を書き記すことが大事です．

1. 自分の思考や行動に影響を与えた自己体験談

　　他人とちょっと違う自己体験談はありませんか？　「他人とは違う経験，何もない」と思う人もいるかもしれません．しかし，上司に怒られた経験，患者を亡くした経験，奇抜なバイト経験，悔しい思いをした体験など，何でも良いので，探してみてください（悲しいことに，嫌な体験や苦しい経験ほど，その後の思考・行動変化に繋がることが多いのかもしれませんね）．

2. その体験談によってどう考え行動が変わったのか

　　次に，その経験を元に，何を学んだのか，どのように考えるようになったのかを整理します．何気なく思ったことも，こうやって言語化すると，意外

に難しいことがわかります.

「A という体験によって，B と考えるようになった」すなわち「A→B」

　たったこれだけの論理ですが，文章・言語化することは簡単ではありません．いざ考え出すと，その矢印の論理が穴だらけであることに気づきます．なぜそう考えるに至ったか，自分に対しても説明できないことが，他人に説明できるわけがありません．自分の納得のいく論理を組み立てましょう．そして，もし可能であれば，ここで B という思考の変化だけでなく，C という行動変容に関しても記載できたらよりインパクト大です．

3．なぜ今回の自己推薦文を書くに至っているのか

　前述の事項が，なぜ今回の志願（MPH であれば，なぜそれを学びたいと思ったのか）に繋がったのかを考えましょう．こちらも上と同様です．意外に，B という思考が（または C という行動の結果が）なぜ入学志願に至ったのかのストーリーを組み立てるのは，なかなか容易なことではありません．しっかり時間をかけて考えてください．

4．どのような将来像を思い描いているのか

　最後は，どのような人物になりたいのか，どのような将来像を描いているのかを書きます．目の前のことをコツコツこなすことも重要ですが，10 年後，20 年後の姿も見据えていなければなりません．**この経験が長期的にはどのように影響するのか，その将来像のためにはなぜ今回の留学が必要なのか**を書きましょう．

　ただし，注意しなければならないのは，どのような将来像が望ましいのかは，それぞれの学校によって異なるということです．たとえば，ハーバード公衆衛生学大学院は，そこに留まるのではなく，世界各地で活躍してくれる人物を欲しがっています．一方で，それぞれの組織や特定の地域に貢献してくれる人物を欲しがる組織もあるでしょう．この点は，ある程度事前のサーチングが必要です．

　最後に，私が実際に書いた自己推薦文を元に，簡単な書き方の例を挙げてみます．

自己推薦文例①

　たとえば，私は幼少期にアトピー性皮膚炎を患っていました．かなり重症であり，下着は血と浸出液でベットリ汚れ，関節を曲げるのも大変でした．それが医師を志すキッカケでもあったわけですが，それを基に自己推薦文を書くとします．以下は，私の実際の自己推薦文の一部です．

① 体験談

As a child I was diagnosed with serious atopic dermatitis. When I woke up in the mornings, my pillow was dirty with exudative fluid and blood from my face, and my undershirt clung to my body. My eyebrows fell out, and I could not move my neck. I had also severe asthma attacks, which sometimes limited my ability to play with other kids and live a normal life. It was these experiences that influenced my decision to become a doctor and to treat and improve patients' lives.

　これだけでいろんな方向にもっていけそうですが，「疫学や統計を学びたい」という方向にもっていくのであれば，

② 思考変容 → ③ 志願理由

I was always wondering why I had the disease, what conditions predisposed me to develop it, and how many others kids' lives were affected with this condition.

…

Clinical research is a valuable complementary tool which can provide answers to some unsolved questions formulated in the daily clinical practice.

…

Epidemiology and statistics are indispensable parts of clinical research.

と書けるかもしれません．

自己推薦文例②

　私は組織運営にも興味があり，MBA（Master of Business Administation）の取得を考えていた時期もありました．その場合，アメリカへの研究留学を元に自己推薦文を書くのであれば，

> In order to expand my research experience, I did a clinical research fellowship for one year in the United States. Throughout this experience, I noticed several differences between the U. S. and Japan in the research field.
>
> One of these differences is…

などと違いをいくつか述べた上で，「日本のように個々の能力と根性に依存する医療ではなく，アメリカのようにシステムとしてのアプローチが必要．そのためにマネジメントを学びたい」，などと言って書き進めることができそうです．

なぜ日本人は自己アピールが下手なのか

　私たち日本人は，自己アピールが苦手ですよね．私もその一人です．海外で外国人の同僚と話をしていると，自己推薦力の違いにいつも驚いています．なぜこのような違いが生まれるのでしょうか．

　そもそも私たち日本人は，自己主張することを良しとした教育を受けていません．

- ・まず，自分の意見よりも先に他人の意見を聞く．
- ・相手がどのように考えているのかを推測する．
- ・自分が発言することで，相手がどのように感じるかを推し量る．
- ・その上で，相手を傷つけないように発言する．

　こんなプロセスを踏むことを「美」として教え込まれた我々には，まず率先して発言し自己主張する教育を受けた欧米人とは，そのアピール力に雲泥の差があります．

　もちろん，我々の教育が劣っていると言っているわけではありません．このような教育の賜物なのか，我々日本人には，「空気を読む」という，外見・振る舞い・雰囲気を読み取り言葉の裏を読むという，他の人種は持ち合わせていない驚くべき能力が鍛え上げられています．しかし，海外に進出するのであれば，郷に従わなければなりません．自己推薦文もその一つです．私たちが受けた教育に感謝しつつ，海外では印象に残る自己アピール・自己推薦状を書かなければなりません．

　本節では，自己推薦文の中で，自然に自己アピールする方法（の一つ）をお伝えしました．普段の生活の場で，面と向かって自己アピールすることは我々日本人には簡単なことではありません．しかし，文書であれば，随分とその敷居は低くなります．自己アピールが上手な人が必ずしも人として優れているとは思いませんが，それができないとチャンスを掴めないことがあるのも事実です．自己推薦文の書き方がわからない人は，本節（各論）と前節（総論）を参考にしてチャレンジしてはいかがでしょうか．

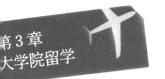

奨学金の申請と対策

奨学金の申請

　海外に留学するとなれば，金銭面が問題になります．留学先から給料が出る場合もありますが，無給の方もいますし，大学院ともなれば多額の学費がかかります．たとえば，ハーバード公衆衛生学大学院では，年間700万円程度の学費に加え，月20〜40万円程度の賃貸契約，家族4人で年間100万円を下回らない医療保険，そして自販機のコーラ1本200〜300円程度する物価の高いボストンでの生活なので，たった1年だけの滞在であっても，かなりのお金が必要となります．

　そんな時に考えたいのが奨学金です．一般に「奨学金」といえど，さまざまな金銭的補助の形があります．返済不要な給付型や，利息のつく貸与型，大学院で学ぶことを奨励する奨学金や，研究留学を補助する研究者向け奨学金などです．

　私は幸い，吉田育英会から海外大学院留学をサポートする奨学金をいただくことができました．奨学金がなければ家族連れでの海外の大学院留学は厳しい状況だったので，本当に感謝しています．ちなみに，吉田育英会の派遣留学プログラムでは，

・学校納付金として合計250万円
・生活滞在費として月20万円
・扶養補助として月2万円

が支給されるので，1年で約500万円もいただけることになります．

　ここでは，私がどのような経緯で奨学金をいただけることになったのか，今後海外に羽ばたき，日本に還元してくれるであろう方々の参考になればと思い，書き記したいと思います．

まずは応募資格を確認

　　まずは，応募資格をチェックしましょう．**数多く存在する奨学金から，自分が応募可能なものを見つけ出すことが奨学金探しの第一歩**となります．私の場合，資格を有し，応募できたのは吉田育英会だけでした．

　　下記は当時の吉田育英会の派遣留学プログラムの募集要項の一部で，特に注意すべき項目を抜粋しています．

- **35 歳未満である方**．
- **当会の応募締切時においてすでに留学中の方や，学部または大学院で1年超の留学経験を有する方は対象となりません**．
- **応募時において日本の大学に在籍している方**（学生，教育研究職の別を問わない．大学付置研究機関を含む）．
- 次のいずれかを留学の目的とする方．
  1. 海外の大学の博士号を取得すること．
  2. 海外の大学院同等の研究機関で研究を行うこと（日本の大学の博士号を留学開始までに取得している場合のみ．いわゆるポスドク研究員．留学期間は2年間であることが望ましい）．
  3. **海外の医学医療・公衆衛生系大学院で専門職学位を取得すること，または同等の研究機関で研究**を行うこと（日本の医師免許を留学開始までに取得している場合のみ）．
- 私費留学生である方．民間企業から派遣される留学生は対象となりません．また，**留学中に他に収入のある方は対象になりません**．
- 留学先で支障なく勉学，調査，研究を行う語学能力のある方．英語圏に留学する方は，奨学金の応募に先立ち，**TOEFL（団体向けのITPテストは不可）またはIELTS**をあらかじめ受験してください．

　　このような感じで，**それぞれの奨学金団体は，その応募条件を細かく指定していることが一般的**です．私の場合，申請時の年齢を考慮すると（大学院留学に対する）多くの奨学金は対象外でした．

応募条件を再チェック

　応募できる奨学金団体をみつけたら，**必要書類を集める前に，もう一度応募資格の詳細をチェック**してください．書類の準備は時間と手間がかかります．準備した後に，「あれ？　応募資格を満たしてない」なんてことにならないように，今一度チェックすることをおすすめします．なぜ私がここまで念を押すかというと，奨学金の申請で痛い目をみたからです．

　日本学生支援機構（JASSO）の海外留学支援制度は，当時の私が年齢的に申し込める数少ない奨学金でした．私の場合，卒業大学と当時の所属大学が異なっていたため，遠くの母校に連絡をとり，成績表や卒業証明書など多くの書類を集めました．その他，留学計画書や社会貢献活動への参加計画書，現在の在職証明書，健康診断書まで必要でした．推薦状も忙しいところわざわざ書いていただき，すべての書類を集めすべて印刷し，文字通り「本のような厚さ」の書類一式を送付しました．

　そして一本の電話がありました．「大学時の成績が応募基準を満たしていません」

　ただただ，絶句です．当時の母校の成績は4段階評価（A, B, C, F）でした．この場合，JASSOの基準では「B」では点数が下がるようです．一方，5段階評価（A, B, C, D, F）では，AとBは同じ最高点だそうです．私の成績表は「A」か「B」が多かったのですが，「B」では減点されるということなのですね．そのため，応募基準を満たさなかったようです．

　担当者曰く，「申し訳ありません．医学部の卒業生には不利に働くことが多いようです．他学部の学生は，Aがほとんどであったり，5段階評価でAかBなので，JASSOの基準では満点なんですが，医学部は4段階のBをつけられることが結構あるので，減点になるんです」だそうです．10年以上前の成績がこんなに足を引っ張るとは．1カ月以上かけた準備がすべて無駄になった瞬間でした．

書類審査

　奨学金の応募条件を無事クリアし，書類を揃え提出したら，書類審査が待ち受けています．ここで勝ち抜かなければ，面接にたどり着けません．私の場合，面接まで行けば何とかなるという妙な自信がありましたが，書類で落ちてしまっては土俵にさえ上がれません．しっかりと書類を準備する必要があります．

1. 自己アピール

　どの奨学金でも，自分の研究内容やアピールポイントの提出が求められることが多いでしょう．以前解説したような，**自己推薦文（personal statement：PS）と同様の考え方**を用いれば，さほど困ることはないかと思います．

　また，特に**相手（奨学金団体）が奨学生に対してどのような人物を求めているのかを理解**することは大切です．奨学金とは，多額のお金を無償で人物に投資することです．その団体には何のメリットもないかもしれません．それでも，将来性のある人物なり，日本への還元なり，何かしらの期待をもってお金を給付しています．そのため，それぞれの団体がどのような人物を求めているのかを理解する必要があります．たとえば，吉田育英会では，求める人物像として以下のような記載があります．

> 　当会は，〈日本人派遣留学プログラム〉奨学生として，次に掲げる点を兼ね備える人材を求めます．
> ・学術研究のレベルが高い方
> ・留学の目的意識を明確に持っている方
> ・成果の社会還元の志を有している方
> ・リーダーとしての資質を有する方
> ・豊かな個性があり，研究内容に独創性が感じられる方

　実際，奨学生内定後に内定者の集いがあり，それぞれの奨学生の自己プレゼンテーションを聞く機会がありましたが，将来性のある唯一無二の研究をしている人や，社会貢献を実現しそうな視野を持っている人，見るからに個

性的な人など，納得のいく人たちが選ばれていました．

2．研究アピール

　おそらく，どの大学院留学の奨学金審査においても，自身の研究について述べる必要があると思います．結局は**独創的で実現可能性があり，将来性のある研究**をプレゼンする必要があります．審査員は大学の教授など，アカデミックで活躍している方々です．小手先の技は通用しません．机上の空論など，すぐに見抜かれます．

　研究のアピールとして有効な方法としては，**科研費の書き方を参考にする**ことが挙げられます．アカデミックで活躍している方々が審査員であり，彼らが一枚を読むのにかける時間はごく僅かであり，その短い時間でどのくらい印象良く的確に研究を伝えられるのか，といった点で，科研費の書き方は非常に参考になると思います．

面接

　書類審査を勝ち抜いたら，次は面接です．たとえば，吉田育英会の日本人派遣留学プログラムにおける奨学生の選考（当時）では，書類審査で20名ほどに絞られます．約20分の面接で5名程度が選ばれ，晴れて奨学生となります．面接官は4〜6人．それぞれの分野の著名な方々がいらっしゃいます．まずは面接官の前で，パワーポイントを使ってプレゼンテーションを行います．

　プレゼンテーションでは，特に目新しいものはありません．普段から学会や勉強会などで発表している方であれば，いつも通り行えば問題ありません．気をつけることと言えば，

- ・スライドにごちゃごちゃ書かない
- ・アニメーションを駆使しない
- ・相手が理解しやすいスライドにする
- ・スライドにはポイントのみを記載し，枚数は削減
- ・あとは話術で頑張る

といったところでしょうか．

質疑応答は圧迫面接？？

　　奨学金の面接は，いわゆる「圧迫面接」であると聞いたことがありました．
それなりにビクビクしながら面接を受けましたが，結果は全く圧迫面接では
ありませんでした．

　　ただし，これは私の n＝1 の経験であるため，一般化はできないと思いま
す．可能性としては，

　① 奨学生の面接は圧迫面接ではない．
　② 吉田育英会の面接は圧迫面接ではない．
　③ 時と場合による．

でしょう．①は言い過ぎな気がします．②もありえなくはないですが，普通
に考えれば③だと思います．すなわち，プレゼンや受け答えによっては，圧
迫面接になりうるのだと思います．

　　では，どのように準備したら良いのでしょうか．

予想される質問

　　予想される質問に対する準備は必要です．最低限，以下の質問の準備はし
ておいてください．

> ### 1. 留学先関連
> ・留学の志望動機は？
> ・なぜ日本でなく海外なのか？
> ・なぜその志望校を選んだのか？
> ・なぜ奨学金が必要なのか？
>
> ### 2. 自分の研究について
> ・自身の研究を簡単に説明してください．
> ・これまでの実績（研究の成果，グラント，賞など）は？
> ・研究でわかったこと，まだわかってないことは？
> ・壁に当たった時の対処は？

- ・その研究に社会的意義があるか？
- ・あなたの研究分野は現実の社会においてどのように役立つのか？
- ・留学中にそれらの研究はどうするのか？

3. 短期・長期的なプランニング

- ・自分の将来像
- ・このコースを修了（卒業）後はどうしたいのか？
- ・今の研究は，MPH を取ることでどう変わるのか？

4. その他

- ・当会について知っていることは？
- ・読んでいるジャーナルは？
- ・これまで人生の挫折は？
- ・趣味は？
- ・研究以外のこれまでの実績は？
- ・自分の長所・短所？

そして，何よりも大事なのは……

おそらく，海外留学に行きたい人であれば，**自分なりの考えやプラン，モチベーションがあるでしょう．それを短い時間内にしっかりと伝えられるよう準備**することが大事です．

私自身，人一倍苦しみ考え行動してきました．当時すでに30歳台半ばでしたし，回り道もたくさんしましたが，常に一生懸命生きてきました．ですので，面接で聞かれることに対する答えは十分すぎるほど持っていましたし，仮に圧迫面接となったとしても言い返せるだけ，真摯に働き，患者にも接してきました．特に面接だからといって特別目新しいことはありません．**いつも考えていることを聞かれるだけ**です．

まとめ

おそらく，小手先の技は通用しないでしょう．

- ・社会人として当然の態度をとること
- ・普段からいろいろと考えて行動すること
- ・自分の思考回路を，面接でわかりやすく伝えられること

以上が大切だと思います．留学には非常にありがたい奨学金ですので，ぜひ
とも選ばれるよう頑張ってください．

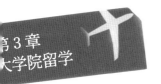

ハーバード公衆衛生学大学院の
年間スケジュール

プログラムによって開始時期が異なる

　　海外の大学院生はどのようなスケジュールで生活しているのでしょうか．本節では，ハーバード公衆衛生学大学院（HSPH）の学生が年間どのような時間割で生活しているかを公開したいと思います．

　　ここでは，私が所属した HSPH の CLE（Clinical Effectiveness）というプログラムの年間スケジュールを紹介します．これは，臨床医を対象とした疫学・統計を中心としたコースで，前述したような「フルタイム」を選択すると1年間で45単位取得し，修士課程を修了し，学位を取得することができます．

Reference 5
アメリカの大学院留学は延期可能
多くの海外の大学院では合格（入学許可）を次年度の入学まで持ち越す（deferral）ことができます. これは，海外の大学院に興味を持っている，または入学を目指して勉強している社会人の方には朗報だと思います．なぜなら，社会人であれば，合格したからといって，そう簡単に職を辞めたり籍を空けたりすることはできないからです．

私の場合，合格した場合はその年に入学できるよう職場と話し合っていました．しかし，子供が産まれるなどの家庭の事情も重なり，結局はこのシステムを利用し1年間入学を延期しました（多くは1年延期が限界）．

繰り返しますが，社会人ともなればそう簡単に自分や家庭の都合だけで職場を辞めることはできません．しかし，常日頃から職場の上司とコミュニケーションをとりながら，そして万が一の場合にはこのシステムを用いれば，自分の夢と職場とのバランスが取れるかもしれません．

夏（集中講義）：7 月初め〜8 月半ば

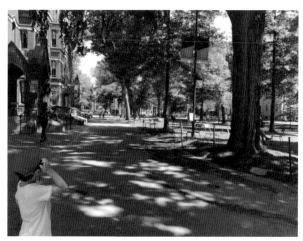

●ハーバード大学キャンパス内にて

CLE という臨床医向けの疫学・統計学のコースは，他のプログラム（通常は秋からスタート）と異なり夏から開始となりますので，6 月末〜7 月初めに渡米します．

夏のコースは，集中講義的な位置付けです．同じクラスの講義が毎日あり（秋・春は同じクラスの講義は 2 回/週），講義時間も 1 コマ 2 時間と長めです（秋・春は 1 コマ 1.5 時間）．

夏のコースも，秋や春と同様，前半（Summer 1）と後半（Summer 2）に分けられます．1 コマが 2.5 単位なので，一般的には**前半と後半で 3 コマずつ受講（すなわち毎日 3 コマ受講）することで，15 単位取得**します．

私の時間割を以下にシェアします．大まかには，EPI が疫学，BST が統計学，RDS が決定分析，SBS が社会行動科学の講義を意味します．その後の細かな数字はクラス名なので無視してください．

	SUMMER 1					SUMMER 2				
	M	TU	W	TH	F	M	TU	W	TH	F
8:30-10:20	EPI208	EPI208	EPI208	EPI208	EPI208	EPI208	EPI208	EPI208	EPI208	EPI208
10:30-12:20	BST206	BST206	BST206	BST206	BST206	BST208	BST208	BST208	BST208	BST208
LUNCH										
13:30-15:20	RDS286	RDS286	RDS286	RDS286	RDS286					
15:30-17:20						SBS201	SBS201	SBS201	SBS201	SBS201

　空いた時間に，予習・復習や宿題をこなさなければならないため，意外とハードです．しかし，秋学期と春学期の授業数や授業時間は少ないため，夏を経験すると，秋学期や春学期がものすごく楽に感じます．

　夏のコースを受講する生徒の多くは，現地や海外の臨床医であり，夏の集中講義のみを受けに HSPH に集まります．そのため，夏が終わるとそれぞれ元の場所に帰っていきます．7 週間といえども濃い時間を一緒に過ごした人が去ってしまうのは寂しいものです．

秋学期: 9 月初め〜12 月半ば

　アメリカでは**9 月がいわゆる入学シーズン**です．CLE 以外のプログラムの学生は，9 月に合わせてボストンに集まります．

　秋学期も夏同様，前半（Fall 1）と後半（Fall 2）に分けられます．**同じ単位を倍程度の時間をかけて取得**するので，1 コマの時間は 1.5 時間と短く，学期自体も 3 カ月程度にわたります．

　卒業までに必要な単位は 45 単位ですので，夏に 15 単位取得していれば，必要なのはあと 30 単位だけです．秋学期にたくさん単位を取得し，後半(春)に楽をする人や，興味深いクラスが春に多いことから秋はのんびり過ごす人など，過ごし方はさまざまです．

　以下が私の秋学期の時間割です．疫学（EPI）と統計（BST）以外には，コアカリキュラムである倫理（GHP）やマサチューセッツ工科大学の講義

	FALL 1					FALL 2				
	M	TU	W	TH	F	M	TU	W	TH	F
8:00-9:30	BST213		BST213		EPI946	BST213		BST213		EPI946
9:45-11:15	BST260	EPI201	BST260	EPI201	HST953	BST260	GHP293	BST260	GHP293	HST953
11:30-13:00		BST273		BST273	HST953		EPI202		EPI202	HST953
LUNCH										
14:00-15:30				EPI201					EPI202	
15:45-17:15										

（HST）を受講しました HSPH とマサチューセッツ工科大学のキャンパスは異なるため移動が必要でしたし，空いた時間はラボにも顔を出していたので，見た目ほど暇ではありませんでした．

　また，どの講義も奥が深く，やればやるほど疑問が出てきます．そのため，週2〜3回は徹夜していました．とは言っても，臨床業務や当直もありませんし，土日は基本的にフリーです．家族と多くの時間を過ごすこともできるため，日本の生活を考えると，夢のような生活でした．

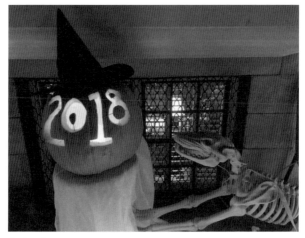

●ハロウィン
近年日本でも流行っているハロウィンですが，本場のハロウィンに対する人々の意気込みには度肝を抜かれました．

秋学期といえど，後半になれば冬の始まりです．さすがボストンで，11月末にもなるとマイナス20℃を下回る日も出てきます．

冬休み（12月末）と冬季講習（1月初め〜1月末）

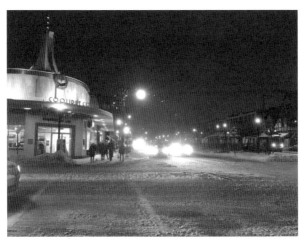

●冬のボストン
寒く雪の多いボストンですが，塩をまいているため，ノーマルタイヤで運転する人も大勢います．

秋学期が終われば冬休みです．**過ごし方は人それぞれ**．冬季講習は受講せずとも十分に単位は足ります．興味のある講義があればボストンに残りますし，興味がなければ自由に時間を使うことも可能です．**冬休みと冬季講習期間を合わせると1カ月程度休み**になりますので，ボストンを脱出する人もたくさんいますし，日本に帰国しバイトする人，アメリカ国内外に旅行へと出かける人などさまざまです．私は冬休みにはメキシコに行きました．暑いクリスマスを家族と過ごしたことは良い思い出です．

冬季講習といっても，夏と比較し忙しさは全然ありません．私も1コマしか受講しませんでした．そして，空いた時間はラボに出入りして研究をしていました．

春学期: 1月終わり～5月初め

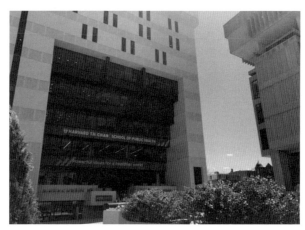

● HSPH キャンパス内にて

　春学期が始まると，もう終わり（卒業）が見えてきます．本当にあっという間です．

　授業の構成は秋学期と同じです．ただ，**秋学期の講義の多くが入門編であるのに対し，春はそれらをベースとしたアドバンス的な講義のことが多く**，興味深い授業が多いのが特徴です．しかし，受講しすぎると消化不良になりますし，圧倒されないよう気をつけなければなりません．

　以下が春学期の私の時間割です．

	SPRING 1					SPRING 2				
	M	TU	W	TH	F	M	TU	W	TH	F
8:00-9:30					EPI946					EPI946
9:45-11:15	EPI289	BST223	EPI289	BST223	EH232		BST223		BST223	EH232
11:30-13:00										
LUNCH										
14:00-15:30		BST226	EPI289	BST226			BST226	EPI289	BST226	
15:45-17:15		BST263	EPI233	BST263			BST263	EPI233	BST263	

　前述の通り，1年コースであれば計45単位で卒業できますが，私の場合は夏から来ていたこと，フルタイムの学生であったこと，HSPHに来たからには最低限の知識は身につけて帰りたかったことなどから，それなりに多くの講義を受講しました．ですので，終わってみると，（成績は良くありませんでしたが）60単位ほど取得していました．

そして卒業式（5月末）

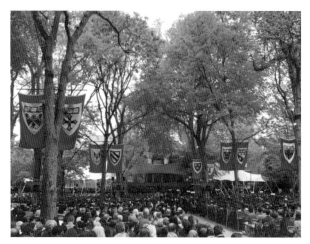

●すべてのハーバード系大学院が集う卒業式

　卒業式は，公衆衛生学大学院のみの卒業式と，すべてのハーバード大学院を含めた卒業式とがあります．それぞれの家族も来るので，非常に大勢の人が参加することになります．入場するためにはチケットが必要となります．私の卒業式ではドイツのメルケル首相が招待され，祝辞を述べていました．

　本節では，年間を通しての大学院のスケジュールについて私の経験をシェアしました．日々わからないことだらけでしたが，日々成長している感覚や充実感は，研修医の時と似ているかもしれません．日々の生活に変化が欲しい人には，ぜひともおすすめしたい留学だと思います．

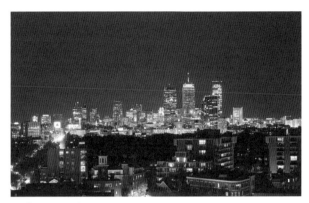

●ボストンの夜景

Reference 6
We count on you !!

この卒業式の前半は卒業生のための卒業式ですが，後半はこれまでの卒業生も参加し，大い
に盛り上がります．卒業生が入場する際，ある初老の女性が，レガリアという卒業服を着て
いる私に向かって，

"Congratulation !" "We count on you !!"

と話しかけてきました．1 年間アメリカで生活したにも関わらず，言っている意味がすぐに
は理解できず，ただニコニコ笑ってしまいました．これ，

「頼りにしてるわよ」

という意味なんですね．

**ハーバード大学は，それぞれの卒業生が今後世界で自由に大きく活躍してくれることを望ん
でいます．**何十年も前にハーバードを卒業した女性が，「ようこそハーバード同窓会へ．今
度はあなたたちの番．期待してるわよ」と言っていたのですね．感動すると同時に，この時
の思いを忘れてはいけないな，と思った瞬間でした．

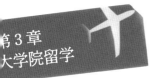

アメリカ大学院の成績評価基準

アメリカの大学院にまつわる噂

よく昔から，「日本の学校は入学が難しいが，卒業は簡単」「アメリカでは，入学は簡単だが，在籍中の成績が厳しく評価されるため卒業が難しい」と言われていますよね．私が思うに，入学については，「簡単」とまではいかないかもしれませんが，（特に HSPH は）日本人であればそこまで難しくないと思います．多様性を大切にする大学ですので，年々海外志向の減っている日本人は稀有な存在であり，しっかりと対策さえすれば比較的合格しやすいようです．

一方で，アメリカの大学院では在籍中の負担が多い講義が多いのは事実です．時に出席のみで単位がもらえることがある日本の大学とは，とても大きな差があります．そこで本節では，アメリカの大学院における成績の評価方法について解説したいと思います．

出席

単に，授業に出席するだけで加点される点数です．ただし，多くの日本の大学が採用しているような，紙に名前を書いて出席を確認するクラスもありますが，**実際に生徒が出席しているかどうか，ティーチングアシスタントが**

Reference ⑤
ティーチングアシスタント（Teaching assistant：TA）

アメリカの大学院では，ティーチングアシスタントといって，それぞれの講義を担当する教官を手助けする人達がいます．彼らはその学校に通う博士課程の学生であることが多く，自らの過程をこなしつつ，すでに修了した講義については教える立場にまわります．

授業中であれば教官が円滑に授業を進める手助けをし，空き時間にはオフィスアワーなどを用いて生徒の質問に答える場を設けます．学生ですが，労働した分だけ，給料も支払われます．

チェックしている場合もあります.

授業への積極性

　　授業中に手を上げて積極的にディスカッションに参加すると，点数が稼げます．どのくらい積極的に参加しているのかについては，前述の**ティーチングアシスタントが授業中に目を光らせていますし，授業をカメラで録画している講義も**あります．特に，ディスカッションを重視している講義（HSPHであれば，Global Health, Health and Social Behavior, Health Management, Health Policy, Occupational and Environmental Health といったプログラムの講義）であれば，授業への積極性の配点が高めになります．

　　ただし，私のような疫学や統計中心のプログラムであっても，公衆衛生学の必修科目として倫理や環境衛生などの講義は受けなければならないため，英語が苦手な日本人によっては苦しい評価基準となります．

宿題

　　アメリカの大学院の特徴の一つに，宿題の多さが挙げられます．多い場合は週1回程度，少ない場合でも2〜3週間に1回程度は宿題が出されます．複数の講義を同時に受講しているため，毎週数個の宿題を提出することになります．そしてこの宿題，かなりの時間を必要とします．宿題をこなすために，**土日を使わなければならないこともありますし，徹夜が必要なことも**あります．

　　しかし，日本での医師の生活を考えると，大したことではありません．（必修科目以外は）そもそも自分の興味がある講義しか受けていませんし，宿題は奥が深く，やればやるほど疑問が湧いてきます．少し変な言い方になりますが，徹夜してでもやりたくなる，そういった感覚でしょうか．

　　また，**アメリカ大学院の宿題の特徴として，生徒同士で相談が許されます．というより，相談が推奨されます．**ディスカッションを通して良いものづくりをするというアメリカ文化の基本が，宿題にも表れています．議論を通し

て理解を深め，解答を各自別々に作成し，提出することになります．私の場合も，毎週友人と集まり宿題について話し合い議論していました．

試験

　講義によっては，試験があります．日本のような授業中に行う試験や，持ち帰って家で各自行い提出する試験もあります．後者の場合は，宿題のような話し合いは禁止されます．また，授業中に講義室内で行う試験であっても，参考書など何を持ち込んで見てもよい試験，カンニングペーパー1枚だけ持ち込みが許される試験，何も参照してはいけない試験など，さまざまな形態が存在します．

　前述した成績評価規準の配点は，講義によって異なります．ディスカッションを重視している講義では授業への積極性の配点が高いですし，理論の理解や実践能力を重視している講義では，宿題や試験の配点が高くなります．

　ところで，最初に述べた「アメリカでは卒業するのが難しい」という噂は本当でしょうか．たしかに個々の講義で「不可」となる学生はいます．しかし，多くの人は卒業に必要な単位よりも多めに受講することが多いため，卒業できなかった学生は（少なくとも日本人では）聞いたことがありません．その点，これから大学院を目指す方は，過度に心配する必要はないと思います．

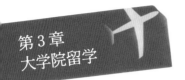

学生が選べる成績評価方法

3つの成績評価方法から選択

　　前節では，それぞれの講義でどのような判断基準で採点されるのか解説しました．しかし，アメリカの成績評価方法が複雑なのは，**学生が成績評価方法をある程度選ぶことが可能**なことも一因として挙げられます．

　　以下は，HSPH で採用されている成績評価方法です．それぞれの講義について，この3つの評価方法から一つ，学生が選ぶことができます．

Grading Option	Grade Definition	Grade Point Average
Ordinal	A–C, F Grading Scale	Calculated in Final G. P. A.
Pass/Fail	P＝Pass, F＝Fail	P Not Calculated in G. P. A., F Calculated in G. P. A.
Audit (Special Fellows)	Not Graded	Not Calculated in G. P. A.

Ordinal

　　Letter とも呼ばれ，いわゆる普通の成績評価です．A が最も良く（A＋やA－といった細分化もあります），C 以上で合格，F は不合格です．F なんてないだろうと思われるかもしれませんが，講義によっては普通に F となる生徒もいます．あんなに厳しい宿題とテストをこなして不合格とは，アメリカの大学院は容赦ないですね．

　　また，C 以上の合格であれば問題なし，ではありません．ordinal でとった講義の成績は，GPA（Grade point average）という最終成績に計算されるからです．**GPA とは在籍時の成績の平均点のようなもので，博士課程の合否や就職といった生徒の将来に関わってきます**．B や C では GPA が下がってし

まうため，単位は取れて卒業もできても GPA が低い，今後の合否や就職に不利，といった状況になり得ます．

　要するに，興味のある講義だからといって，非常に採点の厳しい講義をordinal で受けた場合，単位は取得したものの GPA が低くなる可能性があります．博士課程やアメリカでの就職を考えている生徒にとって，**どの講義をordinal で取得するか，非常に大切な問題**です．

Pass/fail

　Pass/fail という評価方法を選んだ場合は，pass すれば ordinal と同じ単位数を得ることができ，fail となれば単位はもらえません．**ordinal との大きな違いは，GPA の計算にカウントされない**ということです．そのため，前述のように GPA に気を使わなければならない生徒で採点が厳しい講義を受講する場合や，必修教科のため受講が義務であるものの興味のない講義であった場合は，この pass/fail という評価方法を選ぶことになります．

　気をつけたいのは，pass/fail で受講することができる講義数に限度があるということです．たとえば，すべての講義を Pass/fail で受講しても卒業はできないということです．

Audit

　Audit とは，「その講義から単位を取らないが受講したい場合」に使います．これは注意が必要です．私も友人も，audit の本当の意味を勘違いしていました．

　アメリカの教師は，どんな形であれ授業に参加することを強く望んでいます．それは，たとえ audit であったとしても同じです．どういうことかとお話しますと，audit で受講している生徒も宿題や試験をこなさなければならない（！）ということです．

　実は私，audit とはただの「聴講者」だと思っていました．なので，ある講義の資料が欲しかったために audit として受講したものの，宿題など一切提

出しませんでした．そして帰ってきた成績表には，"WDA"の文字が．こ
れ，「何もしてないから評価できない」という印です．GPAには換算されま
せんが，成績表にはしっかりと「こいつは何もしてない」ということが残っ
てしまいました．

　ちなみに，いわゆるただの聴講者は，"Guest"と呼ばれます．授業は聞き
たい，資料も欲しい，でも成績表には記載しないで欲しい，という人は，教
師に直接お願いすることで，"guest"として参加することが（講義によって
は）可能になります．

　参考までに，HSPHで使用されている成績評価を以下にご紹介しておきま
す．

A	4.00 (Excellent)	F	0.00 (Failing/ordinal)
A−	3.70	WD	Withdrawn
B+	3.30 (Good)	P	Passing
B	3.00	F	Failing
B−	2.70 (Satisfactory)	IN	Incomplete (pending completion of work)
C+	2.30	INC	Permanent Incomplete
C	2.00 (Poor)	ABS	Absent from Exam
C−	1.70	IP	In Progress
AU	Audit	WDA	Withdrawn Auditor

講義への興味や難易度に合わせて，成績評価方法を選択

　HSPHの特徴の一つに，数え切れないほどある講義の中から，自分の好き
な講義を選択し受講する，という点があります．自分のプログラムの卒業に
必要な単位数さえ獲得できれば，卒業できます．

　学期が始まると，最初の約2週間は体験受講の期間です．自分の興味のあ
る講義に実際に出席し，本当に受講したいかどうか，そして前述のどのよう
な形の成績評価にして欲しいのかを考えます．前述のように，興味があるけ

ど GPA は低くしたくない，採点が厳しそう，必修教科で取らざるを得ない，といった場合に pass/fail を使う，といった感じです．

　2週間を過ぎると，基本的には成績評価方法を変更することはできません．もちろん，受講すると決めた講義をやめることもできません．どんなに興味がなくなっても，どんなに負担が多くても，あとはやり抜くしかありません．

　いかがでしたか．前節と本節を使い，アメリカ大学院の成績評価方法について解説しました．私はこのようなアメリカ特有のしくみが理解できず，戸惑いミスも犯しました．ぜひ活用していただければ幸いです．

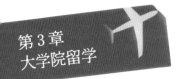

オフィスアワー

オフィスアワー (Office hour) とは

　みなさん，オフィスアワーってご存知ですか？　日本語のサイトでは，「オフィスアワーとは，教員が学生からの質問や相談に応じるために設けている時間」というように説明されていることが多いようです．アメリカでは，この「教員が」というところが異なりますが，それについては後述します．

　HSPH の秋学期や春学期では，一つのクラスを受講すると1週間に2回講義を受けることになります．そして，講義や宿題でわからないことがあった場合に**（講義とは別に）質問する場が設けられており，それがオフィスアワー**です．クラスによってその頻度は異なりますが，多い場合は毎日，少なくても週に3〜4回のオフィスアワーが開かれます．1回あたりの時間は約1時間です．

　教授も，オフィスアワーを担当します．講義室や自分の部屋のドアを開放し，オフィスアワーの時間はそこで学生が来るのを待っています．結構これは衝撃的でした．**ハーバードの名高い教授であっても，1時間ただひたすら学生を待っている**のです．たくさん学生が来る日もあれば，来ない日もあります．それでも，オフィスアワーの時間はずっとそこで待っているのです．ハーバードの教授が持つ，個々の研究だけでなく学生教育に対する高い意識とプライドみたいなものを感じました．

担当は教師だけではない

　アメリカでは，オフィスアワーを行うのは教授だけではありません．その学校に所属している博士課程の学生が行うこともあります．彼らは前述した**ティーチングアシスタント（Teaching Assistant: TA）**で，それぞれの講義の手助けを行います．週1〜2回が教授担当，週3〜4回がティーチングア

シスタント担当といった感じでしょうか.

　学生で大丈夫なの？　と思われるかもしれません.安心してください.ア
メリカの博士課程の学生はレベルが非常に高く,正直「本当に学生か？」と
思うくらい何でも答えられます.授業中,ときに教授がすぐに答えられない
ことをティーチングアシスタントが答える,といった光景も何度か目にしま
した.

オフィスアワーの有用性

　このオフィスアワー,言わずもがな,とても有用です.**講義で聞きそびれ
た質問や,宿題をやっていて抱いた疑問,その他何でも答えてくれます**.ほ
ぼ毎日誰かしらがオフィスアワーをしてくれているので,疑問をもった際に
わざわざ数日モヤモヤしながら待つ必要もありません.講義以外の質問をし
ても構いません.自分の進路の相談など,何でも話し相手になってくれます.

　私のような英語が苦手な日本人は,講義中にみんなの前で質問することに
躊躇するかもしれません.そんな人でも,**オフィスアワーは少人数,もしく
は1対1なので,とても質問しやすい**です.

　このように,教授やティーチングアシスタントが,オフィスアワーのため
に準備をし,貴重な時間を学生のみのために割き,こんなに真摯に学生の質
問に答えるオフィスアワー,大学院進学を考えている方はぜひ活用してみて
ください.

CHAPTER 4

////////////////////////////

臨床留学

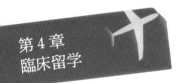

臨床医と研究者の違い

臨床と研究

　臨床と研究の両方が，医学の発展においては重要であることは周知の通りです．しかし，一個人となると，それら両者に自分の持つ限られた時間を費やすことは大変かもしれません．人によってはどちらかの選択を迫られる時がくるかもしれません．その際，臨床と研究のどちらに自分が向いているのか悩むことも多いのではないでしょうか．

　私は幸い大学院留学だけでなく，研究留学と臨床留学も経験することができました．そこで，本書の最終章の第一節として，**留学を通して私なりに捉えた臨床と研究の本質的な違いや特徴**について書き記したいと思います．

臨床

1．個人が相手

　当然ですが，臨床医というのは**病気で困っている患者本人を診ます**．同じ疾患であっても個々の患者で病気の経過も異なりますし，治療への反応性も異なります．また，疾患だけでなく精神的負担や社会的背景なども含めて対応する必要がありますので，臨床能力とは医師としての知識・技術だけでなく，社会性やコミュニケーション能力が必要になります．

2．迅速な判断力

　現場で最も大切なことの一つは，時間軸です．研究で「是」と証明された「正しい」治療であっても，時間の遅れによっては無意味になりますし，その治療のために限られた資源や人材が費やされて他の重要な介入に遅れが生じ，患者観察が疎かになる位であれば，そのような「正しい」治療を**しない**方が目の前の患者にとっては「是」になります．

現時点での教科書的事項や研究結果に加え，前記のような時間軸，物質や人材といったリソースをすべて加味してその時々で総合的に判断しなければなりませんし，その判断自体が患者予後を左右します．おそらく評価（スコア化）は難しい領域ですが，このような**迅速な判断力は臨床医としては非常に大切な能力**になります．

3．感謝はされれど，名声はない

正直，「臨床医個人の力で患者が治っている」なんてことは（優秀な外科医を除けば）ほとんどありません．しかし，知識や技術，判断力により患者の増悪を阻止することはできるかもしれません．そして，やはり**個人個人に対応しているということが大きく関与しているのか，感謝される機会が増えます**．患者・家族説明を繰り返すだけで，「ありがとう」と言われることも少なくありません．そういった「感謝される」という意味では，仕事のモチベーションを保ちやすいかもしれません．

一方で，よほど腕の良い外科医といったごく一握り以外は，基本的に臨床医に名声はありませんし，賞賛もされません．名声を手にいれる条件としては，多数を相手にし，世間から評価され，著名にならなければなりません．臨床医が関わった個人の予後がその臨床医の成果かどうかは統計学的に判断しにくいため，マスコミなどを介した別の活動をしない限りは**個々の臨床医**

Reference
M & M

ご存知の方も多いかと思いますが，Morbidity and Mortality の略です．不幸にして起こってしまった合併症（集中治療領域では，心停止や緊急体外式膜型人工肺の使用など）や死亡した症例について，院内（科内）で検討を行います．「診断や評価に遅れはなかったか」「治療・介入に遅れはなかったか」「容体悪化の徴候を捉え，迅速に反応できていたか」「情報は正確に伝わっていたか」「エラーはなかったか」「適切なスタッフが対応していたか」といった観点から振り返りを行います．教訓を将来の診療に活かすための議論であり，n＝1を細かく検討していきます．

M & M は，個人を相手にしていることがわかる最たる例だと思います．当時の状況に関して驚くほど反省点が見つかりますし，大規模研究でやっと有意差の出た医療（いわゆる，流行りの「エビデンス」）は現場ではそこまで重要でない（というより，その他にもっと改善すべき点が多々ある）ことに気づきます．事故というのはミスや過失が組み合わさって起こりますし，集団で効果を観察する研究結果をある環境下の個人にどのように落とし込むべきだったのかについても，複合的に考えなければなりません．

が世に出て名声を得ることは基本的にありません.

4. 労働者

　臨床医は基本的に労働者です. **あくまでも労働して，それに対して雇用主や組織から対価が支払われます.** 患者に対して真摯に向かってさえいれば何をやっても許されるわけではありませんし，組織のために働かなければ給料は発生しません. ほとんどの病院では「出来高」なんて制度は採用されておらず，簡単に言えば時給で給料が発生している労働者に過ぎません.

研究

1. 集団で観察

　疫学を勉強することで見えてきますが，特に臨床研究は集団を相手にその「効果（effect）」を推定しようと試みます. ある薬剤 A や危険因子 B の，**集団に対する効果や影響を調べよう**とするのが最終的な目的です. そこには，臨床医のような個人への視点ではなく，全体として捉える力が必要になってきます.

　少し話は逸れますが，ハーバード公衆衛生学大学院には，イチロー・カワチ先生という有名な先生がおられます. 私も学生時代，カワチ先生の講義を受講させていただきました. 講義の内容の一部は，著書『**命の格差は止められるか**』という本でも読むことができます. 以下，一部抜粋させていただきます.

> 「岸辺を歩いていると，助けて！という声が聞こえます. 誰かが溺れかけているのです. そこで私は飛び込み，その人を岸に引きずりあげます」
>
> 「心臓マッサージをして，呼吸を確保して，一命をとりとめてホッとするのもつかの間. また助けを呼ぶ声が聞こえるのです」
>
> 「私はその声を聞いてまた川に飛び込み，患者を岸まで引っ張り，緊急処置を施します. すると，また声が聞こえてきます. 次々と声が聞こえてくるのです」
>
> 「気がつくと私は常に川に飛び込んで，人の命を救ってばかりいるの

> ですが，一体誰が上流でこれだけの人を川に突き落としているのか，見
> にいく時間が一切ないのです」

　すなわち，川の下流で医療を施す臨床医だけでなく，上流で起こっている
根本的な問題点を探り対処する人材が必要ということです．このような上流
での問題点を集団として洗い出し，対処することは疫学の醍醐味といえるで
しょう．集団としての問題点を見つけ，集団として効果がある解決方法を見
つけることから，必然的に**臨床医よりも「多くの人」を助けられる**可能性が
高くなります．

　ただし，注意したいのは，研究とはあくまで統計学を用いて背景の似た集
団と集団を比較しているのであって，**個人への効果を評価しているわけでは
ありません**．極論を言ってしまえば，少数の個人を見捨てることになっても，
全体として有意に利益があればそれは「効果あり」となります．最近は，ゲ
ノム解析により個々の患者に合った「オーダーメイド」医療が期待されてい
ますが，結局はそのような遺伝子をもった集団に対する統計学を用いた研究
結果に基づいているため，やはり同じことになります．

2. 独創性，発想力
　臨床医が分単位・秒単位の総合的判断力が必要であるのに対し，**研究者は
独創性や発想力が必要**になります．世で広く認められるような研究を遂行す
るためには，臨床研究であれば疫学や統計学といった基礎知識は元より，臨
床現場で困っている問題点や疑問点を研究という分野で拾い上げる能力，他
人が信じて疑わない事項を疑うことができる能力，他人よりも早く気づき行
動する能力といったものが必要になります．そういった意味では，一般企業
における開発部門に近いのかもしれません．

3. 名声，賞賛
　研究においては，統計学的に効果や関係性を評価します．研究計画が妥当
でデータに信頼性があり，解析方法が正しければ，その結果は論文という形
で世に送り出され，世間の目に触れます．集団を相手にしている論文のイン
パクトが強ければ国や団体から莫大な補助金が出ますし，それがまた世間の
目に触れ，賞賛されます．有名になれば有能な人が集まり補助金や研究費を

獲得しやすくなりますので，有名な研究者はさらに質の高く社会的インパクトの大きい研究を行うことができます．この循環により，**(特に海外の) 研究者は，臨床医と比べて社会的名声や賞賛を受けやすい**といえます．

　一方，前述のように研究とは集団を相手にした業績であることが多く，そ**の恩恵を受けた個々人から感謝されることはあまりありません**．それゆえ，大義名分を元に自分を突き動かし続けるか，自己探究心にそのモチベーションを頼らざるを得ません．

4. 労働者？

　研究者であっても，どこかの組織に属し給料をもらっている限りは，労働者であることには変わりありません．しかし，臨床医とは異なり「出来高払い」的な要素も存在します．特に海外では，将来性のある研究に対して国や団体から（日本より1〜2桁多い）多額の補助金や研究費が支払われることもあります．日本と異なりそのお金の使い道に自由が利きますので，学会費や研究の必要な経費だけでなく，新たな人材を雇い人件費として使用することも，自分の給料に充てることだって可能です．そう言った意味では，**ある程度のレベルの研究者になれば臨床医よりは時間給的な労働者としての要素は少ない**かもしれません．

まとめ

　ここでは，臨床医と研究者についての仕事の違いについて，その本質的な部分も含めて考察しました．多くの医師は，臨床医と研究を選択することができますし，並行して行っている人もいます．一方で，中途半端になるからといってどちらか片方を選択する医師もいます．難しい判断ですが，いろいろな視点から最後は自分で決断するしかないのだと思います．

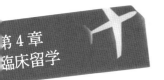

アメリカ臨床医の階級

アメリカの臨床医は3つの階級に大別

アメリカやオーストラリアの臨床医としてのポジションは，**似たような用語を使っていてもその意味合いが異なる**ことがあります．そこで本節では，アメリカの臨床医の階級について解説したいと思います．

アメリカにおける臨床医は，大きく分けて

・レジデント（Resident）
・フェロー（Fellow）
・アテンディング（Attending）

の3つのポジションに分けられます．日本の大学病院の中には，レジデント，医員，スタッフ（教授や助教など）の3つに大別するところもありますので，その場合は**レジデントに関しては日米で同等，フェローが日本の医員，アテンディングが日本のスタッフ**，というように考えてもらってもよいかと思います．

レジデント（Resident）

レジデントとは，**専門分野の教育を受ける医師が最初に属するポジション**です．アメリカの医学部を卒業し医師国家試験に合格すれば，レジデントとしてはじめから専門分野の研修を始めます．科やプログラムにもよりますが，3〜7年間のレジデント期間があります．レジデンシーを修了すると，その科の専門家として認められます．

よく間違われるのですが，**アメリカのレジデントは，日本の研修医とは違います**．研修医のことを"resident"と訳している和英辞書もありますが，

中身を考えるとその英訳は間違っています.

　日本では，医学部を卒業し医師国家試験に合格すると研修医になりますが，2年間の研修期間中は複数の科を数カ月ごとにローテートします.そして臨床研修修了後に自分の専門分野を決め，卒後3年目から専門分野の研修を始めます.すなわち，研修医はアメリカでのレジデント未満であり，**卒後3年目からがアメリカにおけるレジデントに相当**します.そして，アメリカでは（日本の研修医のような）複数の科のローテーションは，インターン（Intern）として医学生時代に終わらせてしまっています.

　では，日本の研修医はどのように訳せばよいのでしょうか.前述のように研修医を"resident"と訳すと誤解が生じるため，アメリカ人と会話する際やアメリカの書類作成する際，研修医を"Junior resident"，卒後3年目以降のレジデントを"Senior resident"というように訳すこともあります.

フェロー（Fellow）

　アメリカでレジデンシーを修了すると，一応はその診療科の専門医というように考えられます.そして，臨床医として次のステップを学ぶ医師が，フェローと呼ばれます.レジデントがその科の一般的なことを広く浅く学ぶのに対し，フェローはその科の中でも**より特殊な領域**に踏み込んでいきます.いわゆる，**サブスペシャリティ**ですね.

　麻酔科領域ですと，レジデントが麻酔全般を学ぶのに対し，フェローであれば心臓麻酔，産科麻酔，移植麻酔，小児麻酔，ペインクリニック，集中治

Reference ⑤

日本の教育システムと階級

日本では，市中病院ですと初期研修修了後，そのままその病院の「スタッフ」になってしまうこともありますし，大学病院であっても卒後3年目から「医員」になる施設もあります.もちろん，重要なのは呼び方ではなく中身でしょうが，システムとしての医学教育が遅れ，医師数が不足していた日本では，レジデントは医師としての資格を持つと同時に，（教育される立場をすっ飛ばして）戦力としても責任としても一医師として数えられ頼られてきました.日本では，システムとして専門教育を受ける立場である「レジデント」という概念自体，比較的新しいものなのかもしれません.

療などのサブスペシャルを選択し追求します．臨床医として何かの領域を
もっと極めたい人が，このフェローシッププログラムに進みます．

　私が勤務していた大学でも，レジデントは初期研修が修了し麻酔科で初め
て学ぶ医師のためのポジションであるのに対し，医員は小児心臓や移植，集
中治療やペインといったサブスペシャルを学ぶ医師のためのポジションで
す．同大学では麻酔専門医でなければ医員になれないため，そのような施設
では日本の医員がアメリカのフェロー，日本のレジデントがアメリカのレジ
デント，（日本の初期研修医がアメリカのインターン）という前述の対応の通
りとなります．

アテンディング（Attending）

　いわゆる，「指導医」的な存在です．日本の大学におけるスタッフ（教授，
准教授，講師，助教）が，アメリカにおけるアテンディングに対応すると思
います．学ぶ立場というよりは，**責任を持って病院を管理し若手を指導する
立場**にあります．また，アメリカのアテンディングの給料は，レジデントや
フェローとは一線を画します．つまり，アメリカにおけるアテンディングは
地位も給料も名声もとても高いため，いやゆるアメリカンドリームを目指し
て世界各国から医師が集まります．

　アメリカの臨床医のポジション・ヒエラルキーについて，ご理解いただけ
たでしょうか．日本と異なる点もあり，面白いですね．しかし，さらに興味
深いのは，アメリカとオーストラリアでも随分と異なることです．そこで次
節では，オーストラリアの臨床医のポジションについて解説します．

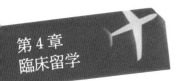
オーストラリア臨床医の階級と
トレーニング

オーストラリアの臨床医は 5 つの階級に大別

　　　アメリカの医師階級については前節で解説しましたが，オーストラリアの臨床医にも同様のヒエラルキーが存在します．アメリカと**似たような用語を使っている階級もありますが，その中身が異なる**ことがありますので注意が必要です．

　　　オーストラリアにおける臨床医は，大きく分けて，

- ・インターン（Intern）
- ・レジデント（Resident）
- ・レジストラ（Registrar）
- ・フェロー（Fellow）
- ・コンサルタント（Consultant）

の 5 つのポジションに分けられます．以下，それぞれ見ていきましょう．

インターン (Intern)

　　　オーストラリアの医師はまず，インターンを行います．アメリカではインターンを卒業前に終わらせていますが，**オーストラリアでは日本と同様，インターンを医学部卒業後，すなわち医師免許取得後に行います**．制度としても日本の初期研修と似ていて，救急や内科・外科など決められた科を，1 年間かけてローテートします．

レジデント（Resident）

　　インターン自体は1年で修了し，その後専門科を選択することになりますが，多くの場合は，インターン修了後，引き続き1～2年間のトレーニングを受けることを推奨しています．その場合，彼らは「レジデント」というポジションが与えられます．

　　ちなみに，アメリカのレジデントは，医師としての初年度ではありますが，すでにインターンは修了しており，専門家としてのトレーニングを始めています．そういった意味では，**アメリカのレジデントはオーストラリアのレジストラ（後述）に相当**します．

レジストラ（Registrar）

　　インターン（またはレジデント）を修了すると，やっと専門医になるためのトレーニングが始まります．オーストラリアでは，このような**専門科のトレーニングを受ける医師を「レジストラ」**と呼びます．そしてさらに，トレーニング前半の若手をジュニアレジストラ，トレーニング後半の医師をシニアレジストラと呼ぶこともあります．

フェロー（Fellow）

　　専門科のトレーニングが修了すると，めでたく「フェロー」の称号が与えられます．オーストラリア内であればどこでも指導医の監督なく独立して診療を行うことが許されます．

　　ただし，このような一般的なフェローの定義がある一方で，**病院や科によってかなり立場は違う**ようです．私が勤務した Royal Children's Hospital（RCH）の Pediatric Intensive Care Unit（PICU）は，ある程度経験のある医師しか採用しない方針でした．海外の医師であれば，トレーニングを修了した専門医や指導医レベルでないと採用されませんでしたし，彼らのポジションは「レジストラ」でした．そして，**そのようなハイレベルな30名以上のレジストラの中から，オーストラリアの指導医であるコンサルタントに**

認められた人がフェローとして数人選ばれ，ある程度の権限が与えられるとともに，コンサルタント業務やリーダーシップについて勉強する，というスタンスでした．

一方，同じオーストラリアであっても，フェローの立場が全く異なる病院もあるようです．たとえば，私の知り合いの病院では，レジストラは正規のルートでトレーニングプログラムに入ってきたオーストラリア人が主で，給料も立場も恵まれている一方で，**海外の医師には金銭的にも立場的にも恵まれないポジションがあてがわれ，それがフェロー**だというようです．あまりの立場の違いに驚きました．

コンサルタント（consultant）

日本でいう指導医，アメリカでいうアテンディングに相当するポジションと考えていただいてよいでしょう．アメリカ同様，コンサルタントにはそれ相応の給料が支払われ，かつプライベートの時間にも恵まれています．

私が留学した科が小児集中治療という少しマニアックな世界であったことも関係しているかもしれませんが，**コンサルタントの枠はかなり少ない**ようでした．前述のような専門トレーニングが修了した人であっても，コンサルタントとして採用されず，フェローとして留まっている人もそれなりに散見されました．アメリカにしてもオーストラリアにしても，いわゆる指導医・スタッフとなるのは大変なようです．

いかがでしたか．日本だけでなく，アメリカとオーストラリアの臨床医の階級も少しずつ異なっていますね．特に同じ用語を使っていてもその立場が異なっていることがあり，紛らわしいですよね．それぞれの国への臨床留学を考えている方は，これらのポジションとそれぞれの立ち位置を参考にしてください．

Reference 🖋

オーストラリアで小児集中治療医になるためのトレーニング

1. 臨床＆研究

まず，臨床のトレーニングとして，下記が必要になります．

- 小児集中治療のコアカリキュラム（基礎トレーニング 6 カ月 ＋ 必修トレーニング 24 カ月 ＋ 最終試験合格後の最終トレーニング 12 カ月）：42 カ月
- 麻酔科研修：12 カ月
- 小児科研修：12 カ月（＋ 6 カ月の選択）
- （試験終了後の）最終トレーニング：12 カ月

すなわち，計 6〜7 年間の臨床トレーニングを 2 施設以上（単施設は不可）で積まなければなりません．また，臨床だけでなく，トレーニング期間中に最低一つ，プロジェクト（研究）を提出しなければなりません．論文になっている必要はないようですが，論文になっていない研究を提出すると，かなり修正を迫られるのだとか．

2. 試験

トレーニング期間中，試験を 2 つ受けなければなりません．トレーニングを始めて 2〜3 年目に 1 つ目を，そして 5〜6 年目に 2 つ目の試験を受けます．

ちなみに，2 つ目の試験が日本でいう専門医試験に相当しますが，オーストラリアでもその合格率はなかなかのものです．小児集中治療領域では筆記試験と面接・実技で構成されていますが，筆記試験の合格率は 40〜80％．筆記試験を合格すれば面接・実技と進めますが，USMLE の step 2 CS のごとくいくつものセッションに分けられ，実際の患者（！）を診察し所見や方針を述べる試験や，チャレンジングケースとして家族説明などが課せられるようです．

日本の（少なくとも麻酔と集中治療の）専門医試験と大きく違うのは，この筆記にしても面接にしても，基本的に答えは一つではないということです．筆記も選択式ではなく，ある質問に対しひたすら自分の考えを書き続ける，というもの．面接にしても，答えなど存在せず，自分の持ちうる知識を精一杯さらけ出すというもののようです．

当時，私の周囲にはこの最終試験を控えている同僚が数人おり，回診中に模擬試験をやっていましたが，これが非常に大変そうでした．診察時の動き一つひとつすべてコンサルタントに観察され，最後は次から次へと質問の応酬．研修時代のカンファレンスでフルボッコにされる恒例行事「磔の刑」を思い出しました．

3. 費用と期間

オーストラリアでは，トレーニングのためには多大な費用を必要とします．トレーニング開始時に $2,100，毎年のトレーニング費用として $1,670，そして両試験の受験費用としてそれぞれ $3,800 を支払わなければなりません．すなわち，トレーニングを修了するために 200 万円近く必要だということです．

ストレートに行くと，卒後 2，3 年目からトレーニングを開始し，卒後 7，8 年目に最終試験を受け，卒後 10 年目までにトレーニングを修了するということになります．ただし，私が勤務した RCH がそうなのか，それとも小児集中治療という領域が特殊なのか，はじめから順当に小児集中治療医としてのトレーニングを開始した医師だけではありませんでした．外科医や小児科医を経験し途中から進路を変更した人も多く，卒後 10〜20 年目の医師もオーストラリアで小児集中治療専門医となるためのトレーニングを受けていました．レジストラ全体の平均卒後年数は 8〜12 年といったところだったと思います．

臨床留学とフェロー

基本的概念

　臨床留学を考える際，何となく「フェロー（fellow）」というポジションを思い描いている人も多いのではないでしょうか．前節・前々節で「レジデント（resident）」や「レジストラ（registrar）」との違いについて解説しました．本節ではこの「フェロー」というポジションについてより深く解説していきたいと思います．

　「フェロー」とは，そもそもどのように定義されているのでしょうか．ウィキペディアには，以下のように書かれています．

> "A **fellow** is a member of an academy/learned society or a group of learned subjects (a **fellowship**) that works together in pursuing mutual knowledge or practice."

すなわち，フェローとは何らかの領域について知識を深め実践するための組織や団体の一員，ということができます．

　医師の世界であっても，この学ぶべき「領域」にはさまざまな "subject" が含まれますので，たとえば，研究について集中的に学ぶためのポジションは，「リサーチフェロー（research fellow）」と呼ばれますし，臨床医としての知識や技術を深めるためのポジションは，「メディカルフェロー（medical fellow）」「クリニカルフェロー（clinical fellow）」と呼ばれます．

　本節は，この臨床医としてのフェローがテーマですが，実はこのポジション，**国や施設によってその中身は大きく異なります**．以下，その例をパターン別にご紹介したいと思います．

パターン①: サブスペシャリティを追求するフェロー

　医師としての何かしらの専門性を持ち「専門医」と呼ばれるようになるためには，そのトレーニングを受けなければなりません．たとえば，呼吸器内科，救急科，整形外科，循環器内科，耳鼻科，麻酔科……というような，比較的大きな分類での専門性をめざすことになります．このような専門医としての最初のトレーニングを受ける医師たちは，アメリカでは「レジデント」，オーストラリアでは「レジストラ」と呼ばれ，3〜10年程度費やします．

　しかし，この専門医としてのトレーニング中は，たしかに何らかの領域について学ぶための組織の一員ではありますが，通常「フェロー」とは呼びません．そして，無事にこの**専門医としてのトレーニングを修了した上で，サブスペシャリティを追求する人たちのことを，「フェロー」と呼び，これが最も一般的で標準的なフェローの形態**（→パターン①）となります．

表1　フェローと階級

	日本	アメリカ	オーストラリア
指導医	スタッフ	Attending	Consultant
専門医	医員	**Fellow**	**Fellow**
トレーニング中	レジデント	Resident	Senior reistrar
			Junior resistrar
			Resident
ローテーター（医師）	研修医	—	Intern
ローテーター（学生）	—	Intern	—

Reference 5
日本でのポジションの曖昧さ

一般的には上記の**表1**のように考えていただいて構いませんが，特に日本ではこの目安がかなり曖昧になっています．

たとえば，初期研修了後に専門医トレーニングを開始した医師が，そのままその病院の「スタッフ」になってしまう市中病院もありますし，大学病院であっても卒後3年目から「医員」になる施設もあります．

　専門医資格を取得した上でのサブスペシャリティとは，どのようなものがあるのでしょうか．たとえば，麻酔科領域でいいますと，心臓麻酔，産科麻酔，移植麻酔，小児麻酔，区域麻酔といったものが該当し，そのようなより専門性の高い麻酔を学びたい人たちがフェローシッププログラム（fellowship program）に進み，フェローとなります．

　期間は施設によってさまざまで，1年間という短期間のプログラムも存在します．また，**フェローを行うことが必須でない国や施設も存在**しますので，その場合にはトレーニングを修了し専門医を取得した時点で，（フェローを経験せずとも）指導医である「アテンディング（米国式呼称）」や「コンサルタント（豪州式呼称）」としての応募・勤務が可能となります．

パターン②: 若手としてのフェロー

　前述のように，基本的にはフェローとは専門医のためのトレーニングを修了していなければなりませんが，**施設によっては専門医取得前にフェローというポジションを与える**場合があります．

　フェローというポジション名であるため，施設内の「レジデント」「レジストラ」と呼ばれる医師たちよりは上のポジションではあり，医師としてのレベルも彼らよりは上です．しかし，専門医取得前ですし，パターン①のフェローと比較すると，医師としてのキャリアやその知識や技術は劣ります．たとえば，私が勤務した Royal Children's Hospital（RCH）の麻酔科はこのパターンを採用しており，20人近い医師が麻酔専門医を取得するために（専門医ではないにも関わらず）「フェロー」というポジションでトレーニングを受けています．

パターン③: 外国人のためのフェロー

　次にご紹介するのは，外国籍の医師のためのポジションであるフェローについてです．アメリカにしてもカナダにしてもオーストラリアにしても，数多くの外国人医師が臨床医として働いています．その中には**外国で医学教育や専門医教育を経た後にそれぞれの国へ留学し，臨床医としてのポジション**

を得て働いている**外国籍医師**も数多くいます．**そのような人たちに最初に与えられるポジションが「フェロー」である，**というパターンが存在します．

　一般的にどの国でも，医学教育や専門医トレーニングを提供する組織に採用されるためには，厳しい審査と競争を勝ち抜かなければなりません．そして，多くの場合は国内の正規のルートにいるネイティブが勝ち抜くことになりますので，医学部（医学教育）やレジデント・レジストラ（専門医トレーニング）といったポジションを外国人が獲得することは比較的難しいとされています．

　一方で，フェローに関してはその限りではありません．医学部やレジデント・レジストラのように厳しい受験資格があるわけでもなく，国や施設によっては比較的簡単にフェローとしてのポジションを得ることができます．といいますのも，すでに専門医としてのトレーニングを修了した外国の専門医は安月給の割に即戦力になるため，施設にとってもハッピーですし，留学したい外国人医師との間にウィンウィンの関係が成り立つからです．

　しかし，このような「競争を勝ち抜いてきていない」背景のためか，ポジションとしてはフェローよりも格下であるはずのレジデントやレジストラよりも，フェローの立場や給料が低いといった施設も存在します．また，同じフェローであっても，正規のルートで勝ち抜いてきたレジデントやレジストラ上がりのフェローと，外国から中途で飛び込んできたフェローの間に「**差別**」**がある場合も**あります．

パターン④：選抜されたフェロー

　最後にご紹介するのは，**選抜された役職としてのフェロー**です．ここでは，「フェローというポジションはサブスペシャリティを学ぶ」という一般的な概念からは外れることになります．

　このような特殊な形態のフェローというポジションを設けている施設・部門では，そもそも「レジデント」「レジストラ」の概念が変わってきます．たとえば専門医のためのトレーニング中の医師だけでなく専門医取得後の医師も「レジストラ」としてまとめ，その中で「ジュニアレジストラ」「シニアレ

ジストラ」といった格付けを行います．そして，レジストラ全体の中から数人がフェローとして選抜される，というものです．

　たとえば，RCH の PICU 部門では，国内の専門医試験直前のレジストラと海外の専門医・指導医を集めて「レジストラ」を構成しています．そして，このような「シニア」な医師の中から選抜されるのがフェローということになります（**図 1** 参照）．ここでは，**レジストラの教育やリーダーシップ，マネジメントといった指導医として必要なスキルを学ぶことが主な目的**となります．

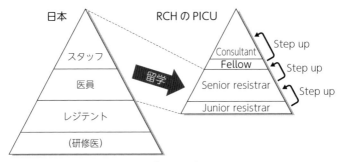

図 1　日本の階級とフェローパターン④の関係

まとめ

　このように，一言で「フェロー」といっても，海外では国や施設によって，そのポジションや仕事内容，待遇などに大きな違いがあります．臨床留学に興味のある方や海外のフェローというポジションを狙っている人は，このような事実を知っておいた方が良いと思います．

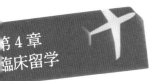

臨床留学をする方法
～オーストラリア～

三度目の留学 ～臨床留学～

　私の場合，研究留学，大学院留学を経て，オーストラリアの Royal Children's Hospital（RCH）という病院の Pediatric Intensive Care Unit（PICU）に臨床留学をしました．なぜ3度の留学を志したのかは，第1章をご覧ください．

　光栄なことに，最近，オーストラリアに医師として臨床留学をするためにはどうしたらよいのかと質問されることが多くなりました．そこで本節では，オーストラリアに臨床留学をするための方法について，私の経験と感じたことをシェアしたいと思います．

コネの重要性

　アメリカ同様，オーストラリアでもコネは非常に重要です．事実，私はコネで採用されました．どういった経緯だったのか，少し具体的に説明いたしましょう．

　私が日本で所属していた大学病院の医局は，昔から RCH の PICU に医師を送り出していました．今では日本の小児心臓麻酔領域の重鎮となられた某先生が，当医局から初めて RCH に留学したのが25年ほど前のことです．**以来，この医局はコンスタントに臨床留学生を送り出してきました**（※特に昔は IELTS といった英語の試験は不要であったため，双方が同意さえすれば留学できるという状況でした）．

　私もいつからか小児心臓麻酔グループに所属していましたので，上にな

らって RCH への留学を考えるようになりました．そしてある日，RCH へ留学経験のある上司に相談すると，その場ですぐに RCH の PICU のトップに連絡してくれました．そこで返ってきたメールが

「お前が推薦するなら，採用するよ」

でした．コネの強さを痛感した瞬間です．**見学もしていませんし，面接も受けていません．**すぐに秘書から連絡が来て，いつからのポジションが空いているのか，英語の試験をクリアしていないならいつまでにクリアすれば間に合うかなど，色々と教えていただきました．そして，後々，何とか IELTS で目標のスコアをクリアしたことをメールで伝えたところ，"Congratulation!" というメールとともに採用が決定しました．

コネの意味

　このようなコネで採用された人間は，私だけではないようです．**他の同僚の中にも，面接なしで採用された人間が少なからず**いました．もちろん，直接面接を受けて採用された同僚もいますが，彼らが皆「コネ」を全く使っていないわけではありません．といいますのも，面接を受けた人も受けていない人も，**応募した時点で RCH からそれぞれの応募者の上司に何らかの連絡が入っている**ケースが多いのです．要するに，どのような人物かをこっそり調べているというわけです．

　医師の世界など狭い世界です．悪い噂などすぐに広まります．採用するに値する人物であるかは，これまでの働き方や他人からの評価も大事ということなのでしょう．**ネイティブにしても外国人にしても，それぞれの上司に対して可能な範囲で聞き取り調査が行われている**ようです．彼らが「素晴らしい医師だよ」と言えば採用される可能性が高まるため，これも広義の「コネ」に含まれるといってよいでしょう．

　ただし，コネを作るにはそれ相応の努力と時間が必要です．はじめて会った人を推薦することなんてありません．私の場合も，何年間も一緒に働き「私」という人物をさらけ出した結果，幸いにも同医局の先生方から推薦していただきました．もし**コネで留学したい人は，その分野で留学した医師が在**

籍する組織で一緒に働くことが王道なのかもしれません.

　ちなみに，私が所属していた医局では留学経験がないとスタッフにはなれませんので，助教以上は基本的に全員留学経験があります．RCH の PICU だけでもこれまで 5 人もの医師が留学しています．**将来的には留学を考えていて，とりあえずの国内での進路で悩んでいる人は，こういった視点で就職先を選ぶのも良い**かもしれません.

日本人びいき？

　もちろん組織によって異なるとは思いますが，RCH のように日本人びいきの施設は少なくないと思います．これまでさまざまな日本の施設から，日本人が海外の施設に留学してきました．私はアメリカやオーストラリアで現地の医師や研究者と話す機会に恵まれましたが，**日本人の噂は大概良いもの**です．英語というビハインドはほぼ全員が口にするものの，それを挽回するだけの「何か」があるらしいのです.

　実際，一時 PICU には私を含め 3 人も日本人がいましたし，渡豪後には「日本人ならまず採用審査に落ちない」という噂も聞きました．オリエンテーション初日にコンサルタントから「あなた日本人でしょ？　なら大丈夫．I love Japansese !!」と言われましたし，日本人が臨床で良い働きをした際，周囲に向かって「見たか!?　だから俺らは日本人を採用するんだ！」と声高に叫んでいるコンサルタントもいました（笑）.

コネに頼らない方法

　もちろん，コネに頼らず，自分で臨床留学の道を切り開く方法もあります．実際に病院見学を行い，自分をアピールする方法です．私はしていないので偉そうに語れませんが，有効な方法の一つと言えるでしょう.

　こちらに来て感じるのは，オーストラリアはアジアだということです．**容姿はアメリカ人と似ていますが，物事の考え方は断然アジア人といいますか，日本人にも近い**ものがあります．つまり，アメリカほど生産性や利を強

く追及していませんし，実績よりも人間性を大事にすることだって多々あります．日本のマッチングを経験した医師であれば，**見学の回数や人間性が時に成績や実績よりも評価される**という事実は，何となく理解できるのではないでしょうか．

まとめ

　こちらで医師として活躍している日本人との会話の中で，「**オーストラリアの臨床留学は難しくない**」というフレーズをよく耳にします．実際，私自身もそう感じています．たしかに英語の試験は簡単ではありませんが，逆に言えば，それさえクリアしてしまえば留学できる可能性がグンと高まります．

　あとは見学するなりコネを作るだけです．私のように，（組織によっては）日本の病院で働いているだけでコネが形成されることだってあります．そういった意味では，**欧米諸国と比べると「狙い目」**なのかもしれません．臨床留学に興味のある人は，ぜひ選択肢の一つとして考えてみてください．

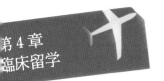

留学時に専門医資格は必要か

日本の専門医資格と留学

　　日本において新たな専門医制度が導入されて以降，診療科によっては専門
医資格取得の要件が厳しくなりました．留学を考えている医師にとって，**日
本で専門医資格を取得してから留学すべきか，それとも取得前に留学してし
まうか**，悩むことも多いのではないでしょうか．本節では，主に臨床留学に
おける日本の専門医資格のメリット・デメリットを主に解説し，最後に少し
だけその他の留学についても考察します．

専門医資格を取った方が良い派

1. 評価の高い日本の専門医

　　日本の専門医は，海外でもある程度認められています．というのも，世界
各国それぞれの国でトレーニングを終えた専門医であっても，米国や豪州の
専門医と同等の知識や技術を持っているとは見なされない場合が結構存在し
ます．その中では，**日本の専門医資格はそれなりに海外でも一目置かれてお
り，「専門医としてのトレーニングを修了した」信頼できる医師と判断**される
ことが多いようです．そして，それが名実ともに，海外でもさまざまなアド
バンテージとなります．

2. ポジションを得やすい

　　海外でも評価されている日本の専門医資格を持つことにより，海外でのポ
ジションを得やすいことは大きなメリットの一つです．多少英語が下手で
あっても，日本人のキャラクターや仕事に対するポジティブな姿勢に加え，
専門医資格があればそれなりの即戦力として期待されます．フェローといっ
たポジションであれば基本的には専門医としてのトレーニングを修了してい
なければならないですし，トレーニーであるレジデント（←米国式）やレジ

ストラ（←豪州式）といったポジションでも，専門医資格があればプラスに働く可能性があります．

　たとえば，私が勤務した RCH の PICU を例に考えてみます．オーストラリアでは専門医トレーニングを受ける医師たちをレジストラと呼びますが，RCH の PICU は古くより専門医資格を有する外国人を，このレジストラとして数多く採用してきました．逆にいえば，それぞれの国でトレーニングを終わらせていないと，「レジストラ」というトレーニングのためのポジションであっても本部門では採用される可能性が低くなります．

3．日々の診療で信頼されやすい

　専門医資格が役に立つのは「資格」という肩書きが役立つ採用時だけではありません．**実際の日々の診療でも，専門医資格があると信頼されやすくなります．**

　大きな施設になればなるほど，一つの部門に数多くの医師が所属します．同じ科内の医師であっても，勤務を共にし実際の臨床を一緒に行う回数は，実は驚くほど少なくなります．そのため，顔や名前は知っていても，それぞれの医師がどの程度の実力を持ち合わせているのかを理解するにはかなりの期間が必要になります．しかし，海外の医師を積極的に採用するような施設では人の入れ替わりも激しく，医師が互いの臨床力を把握する前に去ってしまうことも珍しくありません．

　そのため，**「ここに来る前に，お前の国でトレーニングは修了したのか？」という質問により，簡単にそれぞれの医師のレベルを知る**ことができ，どこまで任せて良いかを判断できます．すなわち，「日本でトレーニングを修了し専門医資格を持っている」と言うだけで，信頼され仕事を任されることが多くなります．

4．日々のストレスが減る

　英語がペラペラの日本人は少ないですが，たとえ臨床留学中の日本人医師であっても，その例外ではありません．**ほとんどの日本人は，多かれ少なかれ，日々の臨床生活で英語やコミュニケーションに苦しみ**ます．

　言語のビハインドにより，医療従事者間での口頭による情報収集能力は低

下し，指示を的確かつ迅速に伝えることができないため，臨床現場でのパフォーマンスは思った以上に低下します．情報の伝達ミスは人の命に関わりますし，時間軸も大切ですので早急な対応を有する緊急時には，英語のハンデは致命的です．また，ディスカッションの際も，英語力の違いにより，多少間違った意見であっても押し通されてしまうことは多々あります．

　そんなストレスフルな臨床生活において，**周囲よりも秀でた「何か」を持っていることは，精神的にも大切な拠り所**となります．日本の専門医はしっかりとしたトレーニングと試験をクリアしなければ取得できませんので，その資格があるということは，ある程度の知識や技術を兼ね備えているはずです．**専門医，そしてその過程で得た「自分の売り」は，想像以上に日々のストレスを軽減**してくれます．

専門医資格はいらない派

1. 留学が遅くなる

　もちろん，専門医資格を取ることが100％留学にとってプラスに働くわけではありません．専門医資格を取ってからの留学（を目指すこと）のデメリットの一つは，**留学時期が遅くなる**ことです．

　日本のほとんどの科の専門医資格は，ある程度のトレーニング期間と試験への合格が必要になります．そのため，専門医資格を有するのは早くても医師7〜8年目となり，そこから留学の準備，そして留学を実現させた頃には医師10年目を超えてしまいます．

2. ポジションを得にくくなる？

　前述の「ポジションが得やすい」と真逆になってしまっていますが，施設やポジションによっては「卒後年数」というものが採用に関わってきます．

　たとえば，アメリカのレジデンシーでは，「卒後3年の壁」「卒後5年の壁」というものが囁かれており，医学部卒業後3年や5年が過ぎるとマッチングの可能性が低くなる，と言われています．この点，専門医資格取得による採用面でのメリットがある反面，**専門医資格を取得するために卒後年数や年齢を重ねてしまうことで，周囲の気力と体力のある若者との競争に不利に働い**

てしまう**可能性**も否定できません.

3. トレーニングのやり直し

　日本で専門医資格を有した上で,留学先のレジデントやレジストラといった専門医トレーニングのためのポジションで採用されるのであれば,**少なからず「同じことの繰り返し」を経験**することになります.

　たしかに,海外の有名施設では日本では経験できないような症例や教育システムが整っていることもありますし,そもそも海外の臨床を経験することに「無駄」ということはないでしょう.しかし,日本である程度しっかりとした教育を受け患者に接してきた専門医にとっては,この「繰り返し」に物足りなさを感じてしまうかもしれません.

番外編: その他の留学

　本節では,臨床留学における専門医資格のメリット・デメリットについて述べましたが,研究留学や大学院留学の際にも専門医資格取得の pros/cons というものは存在するのでしょうか.

　研究留学や大学院留学も経験した私の経験から申し上げると,特に留学中に専門医資格があるからといって何か良い思いをしたという覚えはありません.医師免許と医学的知識(+ある程度の臨床経験)があれば,それだけで研究者と会話する際にもそれなりに鋭い視点でアドバイスを与えることが可能になり,研究という世界では十分役立ちます.**専門医資格がプラスαで役立つかというと,そこまでの威力は発揮しない**でしょう.

　ただし,帰国時のことまで考えると,話は単純ではなくなってきます.と言いますのも,留学生活は金銭的に余裕がないことが多いので,**留学中に一時帰国して生活費を稼ぐ**といった人も結構見受けられます.その場合,**専門医がある場合には働き先が多く,その給料も高くなる**傾向にあります.

　また,留学生活を終え帰国した際にも,専門医資格は大切です.留学前にトレーニングを修了せずに留学した場合,臨床留学であれば留学中の症例をカウントすることができますが,その他の留学であれば留学中は「医療行為

をしていない」ため，日本でトレーニングを再開，またはやり直さなければなりません．また，留学中に臨床医としての価値や実力は残念ながら下がってしまいますので，**専門医資格がなければ帰国後の就職活動に影響を与えることも**考えられます．

　本節は，留学を考えている医師が，日本で専門医資格を取得することのメリット・デメリットについて考察しました．答えのない世界ですが，少しでも判断材料になれば幸いです．

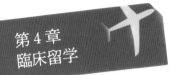
犯罪経歴書の取得方法

海外就職時に必要となる犯罪経歴書

海外で働くためのビザを申請する際，自分に犯罪歴がないことを証明しなければならない場合があります．特に医師として実際の患者に医療行為を行う際には，このような身辺審査が厳しくなります．

"Criminal record check"や"Police clearance"とも呼ばれる犯罪経歴書ですが，場合によってはこれまで住んだことのある国や地域で発行してもらわなければなりません．本節では，日本だけでなくアメリカにも住んだことがあるがために，手続に手間取った私の経験をシェアしたいと思います．

日本の場合

まず，これまで住んだことのあるそれぞれの国で申請しなければなりません．ビザによって差があるかもしれませんが，オーストラリアに行く際に求められた犯罪経歴書は，「直近10年間で，12カ月以上連続して住んだことのある国」で発行が必要と書いてあります．

もし上記の条件で日本のみ申請が必要な場合は，**最寄りの警察署に電話して聞いてみましょう**．私の場合，県警に電話したところ，鑑識センターという部署にまわされ，いろいろと手続について教えてもらいました．渡航する国によってその手続は異なるようですが，私の場合は，

- 申請途中のビザ申請用紙（ただし，就職先の施設から，雇用や採用を証明する書類があれば，そちらで代用してくれます）
- パスポート
- 収入証紙750円分：警察署などで購入できます
- 現住所を証明するもの：免許証や郵便物など

を準備して鑑識センターに持っていくと、指紋を採取され犯罪歴がないかチェックされたのち、その証明書を発行してくれました。所要日数は約10日です。

アメリカの場合

1. 連邦政府発行の犯罪経歴書

もし、**直近10年間に日本以外の国に12カ月以上住んだことがある人は、追加でその国でも犯罪経歴書の発行が必要**になります。

私の場合、オハイオとボストンにそれぞれ1年以上住んだことがあったため、アメリカでの犯罪歴の有無を証明してもらわなければなりませんでした。具体的には、**指紋証明書（Standard fingerprint form：FD-258）を作成しFBIに送付し、"Identity History Summary Checks" という書類を発行**してもらいます。

申請方法は、郵送とオンラインがありますが、どちらにしろ指紋証明書は郵送しなければなりません。この申請、私の場合は民間の業者にお願いしました。申請には、指紋証明書だけでなくさまざまな他の書類（といっても、パスポートのコピーやカバーレターといった簡単なもの）が必要になりますが、民間の業者の中には、お金さえ払えばこの申請を代理で行ってくれるところがあります。申請書類は十分自分で揃えられる範囲ですが、私の場合は非常に急いでいたこと、自分自身が忙しかったことなどから、こちらのサービスを選びました。結局、たったの6日でFBIから書類が電子メールに添付

Reference 🖉

警察署でも発行可能？

ちなみに、この指紋証明書ですが、インターネット上では、公的機関は発行してくれないという噂があります。私もそれを信じて自分で確かめず、前述の民間業者にお願いしてしまいました。しかし、私が利用した民間業者のスタッフによると、どうやら都道府県によっては警察署が発行してくれることもあるようです。それぞれの都道府県の警察署に確認してみると良いでしょう。

ただし、同スタッフによると、日本の警察署で発行した指紋証明書は、指紋の採取が雑なこともあり、FBIに断られることもあるようです。たしかに私が利用した業者では、何度も納得のいく指紋になるまで採取し直し、計1時間以上かかりました。

される形で手元に届いたので，本当に助かりました．

2．州政府発行の犯罪経歴書

　私の場合，もう一つ犯罪経歴のチェックが必要でした．それは，アメリカ連邦政府ではなく，**州発行の犯罪経歴書**でした．直近 12 カ月の間に，3 カ月以上アメリカに住んでいたことがある場合に必要とのことでした．

　なんて面倒なのでしょう．ビザ申請数カ月前まで，ボストンに住んでいた私は，マサチューセッツ州にも申請しなければなりませんでした．しかも，私はボストンで運転免許証を所持していなかったため（運転免許証などの ID があれば，オンラインで申請できます），申請は郵送で行わなければなりませんでした．

　州によって申請方法は異なると思いますが，マサチューセッツ州の場合は，州政府のホームページから申請書類を印刷・記入し，代金を同封して郵送しなければなりません．そして，この代金（私の場合は $25）も，現金不可，パーソナルチェック不可です．マネーオーダーや銀行発行の小切手でなければならず，どちらも発行には手間と時間がかかります．

　このように，私の場合，アメリカに住んだことがあるばかりに，オーストラリアのビザ申請が人の数倍面倒なことになってしまいました．私と同じような境遇の人は，ビザ申請が遅れないよう，あらかじめ前述の手続をしておくことをおすすめします．

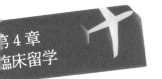

最大の難関，AHPRA

AHPRA に必要な書類

オーストラリアで臨床医として働くためには，AHPRA（Australian Health Practitioners Regulation Agency）という団体から医師として登録してもらわなければなりません．

このAHPRA が強敵です．外国人医師の多くが，このAHPRA 関係の書類で不備を指摘されます．私も，その例外ではありませんでした．どうやらビザの申請と，このAHPRA からの許可は別物らしく，ビザの取得には問題がなかったため渡豪することはできました．しかし，勤務3日前（！）になって突然AHPRA からメールが来て，「あなたの書類に不備があるからまだ働けないわよ」と言われました．もっと早く教えてくれよ，と言いたいところですが，そこはオージーですので我慢するしかありません．そこから書類を再提出したため，**結局勤務開始が同期より1カ月以上遅れました**．

そこで本節では，将来オーストラリアで働く可能性がある人達のために，AHPRA に関するありがちな失敗をシェアしたいと思います．

原本のコピー（Certified copy）

私の場合，AHPRAに対し以下の書類を送付しなければなりませんでした．

- 卒業大学からの学位記の英訳のコピー（**Certified copy** of your primary medical qualification）
- 臨床研修修了登録書の英訳のコピー（**Certified copy** of evidence of internship completion）
- 履歴書（Up-to-date CV）
- 英語の試験結果のコピー（**Certified copy** of your English language

> competency evidence: ex. IELTS results—if English language test
> pathway)

　これらの書類の中で，"certified copy" と書いてあるものについては原本を提出する必要がなく，コピーで構いません．しかし，この**「コピー」が要注意**です．

　AHPRA が求めるコピーの取得方法は，

> ・私が原本とコピーの両方を AHPRA が認定した人物（authorized people）の所へ持参し，
> ・彼らが，原本とコピーが同じものであることを確認し，それぞれの書類にサインや日付，肩書きなどを記載し，原本のコピーであることを証明する．

と書いてあります．そして，そのような権限が与えられた人物は，

> ・Justice of the Peace
> ・Notary public
> ・Australian Consular Officer or Australian Diplomatic Officer
> ・Employee of the Commonwealth or the Australian Trade Commission
>   who works outside Australia

であると書いてあります．

　そのため，私は公証人（Notary public）のところに原本とコピーを持っていって，原本のコピーであることを証明してくれるよう頼んだわけですが，日本の（私がお願いした）公証人は以下の理由から，上記の方法で証明してくれませんでした．公証人曰く，

> ・（持参した）原本が（いわゆる本物の）原本であることは，公証人には判断できない．
> ・したがって，コピーが本物のコピーであることをいうことはできない．
> ・原本が本物であることを宣言できるのは，それを発行した団体である．

・できることは，それぞれの書類がコピーであると「私」が宣言したものを，「公証人」が認めることである．

だそうです．私の場合，医師免許証，臨床研修修了登録証，麻酔専門医，集中治療専門医，後期レジデント終了証明書など，厚生労働省やそれぞれの学会から原本を発行してもらいました．そして，それら原本とコピーを公証人のところに持って行き，公証人ができる範囲でコピーを公証してもらった上で，それらをまとめて AHPRA に送付しました．

しかし，渡豪後に AHPRA から「これは正規に証明されたコピー（certified copy）ではない」と突っぱねられ，書類の不備が修正されるまでは無職になってしまいました．では，どうすれば良かったのでしょうか．

結論から言えば，**日本にあるオーストラリア大使館に行くべき**です．一部につき 8,000 円近くかかりますが（私の利用した公証人は一部 10,000 円……）．もちろん，公証人に丁寧に説明して，AHPRA が求める通りに証明してもらうことも可能かもしれませんが，私の出会った公証人は難しそうでした．やはり，郷に入っては郷に従え．**オーストラリアの正式書類はオーストラリア（大使館）からの公式文書でもらうのが一番**です．

Reference 5

オーストラリア国内での証明は簡単

日本国内ではわざわざ大使館まで出向き，一部につきそれなりのお金を払わなければなりませんが，**オーストラリアではこのようなコピーの証明をもらうのは非常に簡単**です．なぜなら，**AHPRA が認定した人物（authorized people）に薬剤師も含まれている**からです．

すなわち，どこにでもあるスーパーに併設されている薬局に行き，原本とコピーを渡して「原本の写しだと証明してくれ」と頼むだけで，簡単に日付とサインをしてくれます．かかる費用は自発的な寄付のみ．すなわち，50 円でも 100 円でも構いません．日本なら 3 部で 24,000 円＋大使館までの交通費ですが，オーストラリアでは募金のみ．驚きの差ですね．

私の場合，AHPRA から却下された時にはすでにオーストラリアにいましたので，再提出の際にはこの方法で証明してもらいました．

Certificate of Good Standing

AHPRA には，申請者自ら送付する書類だけでなく，それぞれの団体から直接送付するべき書類も存在します．私の場合，"Certificate of Registration Status（CRS）or a Certificate of Good Standing（COGS）"という書類の作成依頼を見落としており，こちらも労働不可の一因となってしまいました．

"Certificate of Good Standing"とは，いわゆる「医者として行政処分を受けるようなことをしてないですよ」という証明です．これは，**厚生労働省から発行される「行政処分関係英文証明書」**に相当し，厚生労働省より直接 AHPRA に送ってもらわなければなりません．通常，**発行に 1 カ月**かかります．（AHPRA だけでなく）一連の手続で，医師免許証の英訳と臨床研修修了登録証（evidence of internship completion）の英訳も厚生労働省から発行してもらわなければなりませんので，一緒に頼むのが賢い方法です．

まとめ

毎年 AHPRA で引っかかる外国人医師がいるらしく，勤務先からは"You are not the first one, and you are not the last one"と言われました．それでも，これから渡豪する日本人が同じようなミスをして貴重な時間を失わないためにも，私の経験が役に立てばと思います．

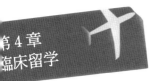

海外臨床医の生活と環境

海外で臨床医を経験して

オーストラリアやアメリカの医師は，労働環境に恵まれ，プライベートの時間も十分に与えられることで有名です．私も噂では聞いていたものの，いざ臨床留学でその生活を直に体験すると，想像を超える生活が待っていました．

そこで本節では，（アメリカで臨床研究者として医療現場を覗き）オーストラリアで臨床医として勤務した経験を生かし，オーストラリアを念頭に海外の臨床医の生活と医療現場の実態について書き記したいと思います．

オン・オフがはっきりしている

日本と海外を比べた際，まずはじめに挙げられる大きな違いは**オンとオフの切り替え**でしょう．日本では赤ひげのような医師が理想とされてきましたが，特に欧米では医師も一人の人間であるという考え方の基，いわゆる「人間らしい生活」というものを追い求めるようになりました．特にオーストラリアでは，国全体で労働環境について厳しく管理されており，度を超えた超過勤務に対して厳しい目が向けられるようになりました．

私が勤務していた Royal Children's Hospital（RCH）の集中治療室では12時間毎のシフト体制が採用されていましたが，自分の勤務が終われば帰宅しなければなりません．勤務が終われば院内携帯も引き継がなければなりませんので，勤務終了後に患者を診る権利もありません．

休みが多い

オーストラリアの医師は，とにかく休みが多いです．たとえば RCH の集

中治療室で働くレジストラは，**1 週間連続で勤務した後，1 週間連続で休み**になります．1 カ月の中で 2 週間は休み，1 年あれば半年は休みなんですね（これとは別に年休が半年で 2 週間ありますので，**年の半分以上は働いていないことになります**）．日本の医師の生活を考えると，この勤務体制は本当に衝撃的です．

　このあり余る休みをどう使うかは，人それぞれです．以下のように自己研鑽の時間に充てる人もいますし，家族と過ごす時間や旅行に充ててももちろん構いません．オリエンテーション時に「**休みを好きに使いなさい．遊ぶのも良し．勉強するのも良し．研究でも良し．やりたいことをがあれば，全力でサポートするので，有意義に使いなさい**」と，当科の有名プログラムディレクターが話していたことが，今でも印象に残っています．

自己研鑽の時間が多い

　オーストラリアでは，臨床医は臨床の**現場以外でのスキルアップ**を大切にしています．レジストラは 1 週間の休みを自己研鑽のために使わなければなりませんが，**フェローになると休みとは別に 3 週間毎に 1 週間の自己研鑽時間が与えられます**（※「レジストラ」や「フェロー」といったポジションに関しては，「オーストラリア医師の階級とトレーニング」を参照してください）．つまり，1 週間臨床現場で働いた後，1 週間はノンクリニカルウィークとして，自己研鑽するための時間が与えられ，それとは別に 1 週間の休みが与えられます．

　自己研鑽というのは，自分の医師キャリアとしてのスキルアップと，他者のスキルアップに関与することなら何でも良いことになっています．つまり，集中治療室での臨床以外であれば何でもよいので，手術室で麻酔する人や，救急外来に出向く人，研究に時間を費やす人や，講義のためのスライド作りに充てる人など，さまざまです．そして，驚くべきことに，これらの自己研鑽の時間に対し，**現場で働いているのと同様の給料（時間給）が支払われます**．

　ちなみに，RCH では毎日のように教育セッションやミーティングが開催

されていますが，これらは臨床勤務時間外の人も参加可能です．そして，勤務時間外の人が参加した場合には，その人にも給料が支払われます．すなわち，**レクチャーやミーティングへの参加は，お金を払うものでもなく，無料でもなく，プラスで給料が発生する**ものということです．「医療従事者のレベルアップは患者のため」なんですね．

職種も多いし，人も多い

　医療先進国の総合病院では，とても多くの職種の方々が勤務しています．たとえば RCH では，医師（medical doctor）や看護師（nurse），臨床工学技士（technician），栄養士（dietitian），理学療法士（physiotherapist），作業療法士（occupational therapist），言語聴覚士（speech pathologist）といった日本でもよくみられるスタッフだけでなく，音楽で患者や家族を癒す音楽療法士（music therapist），患者や家族の精神的サポートを行う child life therapist，一緒に踊って歌って祈る spiritual carer，長期入院患者の教師（teacher），メディケアというオーストラリアの医療保険を持たない外国人専門の保険相談員など，あまり日本では聞き慣れないさまざまなスタッフが病院内で働いており，私が所属する集中治療室にも深く関与してくれていました．

　また，このような職種の多彩さだけでも驚きですが，それぞれの職種のマンパワーの多さも特筆に値します．たとえば RCH では，ベッド数 350 床に対し，6,000 名以上のスタッフが働いています．**計 30 床程度の集中治療室だけでも医師が 40〜50 名，看護師は 250 名程度が所属**していますし，薬剤師やソーシャルワーカーも集中治療室専属で存在します．

　マンパワーが大きいと，同じ専門職であっても仕事内容に深みがでます．たとえば，RCH では

・Closed-ICU として集中治療部が独立して存在し管理できるようになり，完全シフト制を組むことができます．集中治療部が院内救急対応システム（Rapid Response System）といった ICU 以外の仕事も担っています．

・放射線科医が充実しているため，CT や MRI だけでなく，X 線検査すべてに読影レポートが付いてきます．また，超音波検査は専門の検査技師が行いますが，その画像や動画を見て放射線科医がすべて読影しレポートを書きます．
・ソーシャルワーカーといった職種まで，夜間休日対応の当番制でシフトを回しています．

この職種の多さとマンパワーの充実ぶりが示唆することは，**臨床医がそれぞれの専門分野や得意分野に集中できる**ということです．患者は，原疾患から派生したさまざまな問題点を入院中に抱えています．患者を全人的に包括的に診ることは古くより医師の大切なスタンスとして重要視されてきましたが，近年の問題点の多さと複雑性から，医師がすべてを自ら対処することは能力的にも時間的にも難しくなってきています．そのため，医療先進国ではそれぞれの問題点に専門性を見い出し，専門職を作り出し，多くの人材を送り込んでいます．そうすることで，医師もその得意分野に時間と労力を費やすことができ，**チーム全体としてより高い成果を発揮**することができます．

コーヒーが多い

番外編ですが，オーストラリアはコーヒー文化です．驚くほど，皆コーヒーを飲んでいます．街ゆく人はコーヒーを片手に散歩をしていますし，道端そこら中にコーヒーショップやカフェが存在します．

病院内もその例外ではありません．RCH の院内だけでコーヒーショップが 3 店舗営業しており，従業員も患者家族も，ことあるごとにコーヒーを飲んでいます．手術室では麻酔導入後にコーヒータイムがありますし，集中治療室でも回診の前や後にコーヒータイムが存在します．

極め付けは夜勤帯です．夜間はさすがにコーヒーが飲まれないのかと思いきや，夜は夜でコーヒーの移動店舗がわざわざ病院前まで毎日訪れます．店舗到着の知らせを受けた勤務中のスタッフは，ぞろぞろと病院前の移動店舗を訪れ，列をなして真夜中にコーヒーを購入します．通常は同僚の分を一緒に買うため，夜の 1 時にコーヒーを 10 杯以上購入し，皆に配布し，こぞって

カフェインを摂取しています.

まとめ

オーストラリアの臨床医の生活は日本と比べると非常に恵まれていますし，チーム全体としての成果もかなり高いと思います.

- オンオフがはっきりしているため，翌日の勤務に疲れを残すことがありません.
- 休みが多いため，プライベートや家族と過ごす時間が格段に増え，精神的に楽になります.
- 臨床現場以外の自己研鑽に対し，時間と対価の両方が付与されるため，医師の知識やスキルはより高まります.
- 院内にさまざまなスペシャリティーが存在しますので，専門外のことは彼らにお願いし，医師は自らの専門性に集中することで，チーム全体としての時間対効果は向上します.

一方で，このような医療システムを構築することは簡単ではありません.

- それぞれの医師に臨床業務以外の時間（自己研鑽の時間や休み）を増やすためには，その仕事を担う専門職の母数を増やさなければなりません.
- 個人ではなくチームとしての成果を考えるのであれば，チーム内にそれぞれに特化した有資格の専門職種を増やす必要があります.
- 臨床業務だけでなく自己研鑽の時間にも給料を支払うためには，病院全体の莫大な利益または国などからの金銭的サポートが必要になります.

日本と海外では文化も違いますし，日本が海外のすべてを真似る必要はないでしょう.しかし，医療の進歩や複雑性，人々の価値観の変化を考えると，見習うべき点もあるのではないでしょうか.

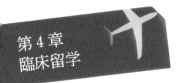
オーストラリア集中治療室の
シフト体制

2交代制×1週間連続勤務

　　本節では，Royal Children's Hospital（RCH）の Pediatric Intensive Care Unit（PICU）における勤務体制について，そのメリットやデメリットを併せて解説しようと思います．早速ですが，**表2**が PICU のシフト体制です．

表2　RCH における PICU のシフト

	平日（月～金）	週末（土日）
日勤（8:00-20:00） ※コンサルタントとフェローは 　8:00-17:00	①コンサルタント ②フェロー ③シニアレジストラ ④ジュニアレジストラ	①コンサルタント ③シニアレジストラ ④ジュニアレジストラ
夜勤（20:00-8:00） ※コンサルタントとフェローは 　17:00-8:00	⑤コンサルタント ⑥シニアレジストラ ⑦ジュニアレジストラ	②フェロー ⑥シニアレジストラ ⑦ジュニアレジストラ

　※　役職の前の数字が同じ場合，同じ人であることを示しています．

　　前述のように，オーストラリアには，コンサルタント，フェロー，（シニア＆ジュニア）レジストラ，レジデントという階級が存在します．簡単に言えば，コンサルタントがいわゆる指導医で，フェローが専門医としてのトレーニングをほぼ修了した医師，レジストラがトレーニング中の医師を表しています．

　　表2からわかるように，RCH の PICU は，2交代制を導入しています．コンサルタント・フェローと，レジストラでは引き継ぎの時間がやや異なりますが，大まかに言えば**日勤・夜勤の2交代**です．そして，それぞれの医師が

1週間連続勤務を行います．すなわち，日勤であれば日勤のみを7日間，夜勤であれば夜勤のみを7日間連続で勤めます（ただし，フェローは平日は日勤，週末は夜勤となります）．

　平日の日勤は新規入室や退室，他科への紹介，追加の検査などにより，夜勤帯や週末と比較すると忙しいことが多くなります．そのため，この時間帯はコンサルタント，フェロー，シニアレジストラ，ジュニアレジストラの4人体制でPICUを管理します．

　RCHのPICUでは，コンサルタントは現場に常駐することはあまりありません．かわりに，フェローが現場の指揮系統のトップとして機能します．すなわち，シニア＆ジュニアレジストラがそれぞれの細かい管理をフェローと相談しながら行い，フェローが全体のマネージメントを行います．そして，タイミングを見計らってフェローがコンサルタントに報告する，といった体制になります．

　平日の夜勤帯になると，日勤帯に実働部隊のトップとして働いていたフェローは帰宅し，日勤とは別のコンサルタントが勤務を開始します．シニア＆ジュニアレジストラも日勤帯とは交代し，3人体制となります．RCHのレジストラは「ジュニア」という肩書きであってもシニアや他国での指導医であることが多く，大抵の問題は切り抜けることができます．そのため，夜間担当のコンサルタントは，回診が終わればオンコール体制となり，あとはレジストラに任せて帰宅する人もいます．

　週末は，予定手術がないということもあり，平日よりは人手は不要となりますが，基本的な診療体制は平日と同じです．

良い点

1．患者の把握が楽
　前述のように，コンサルタントにしてもフェローにしてもレジストラにしても，基本的には1週間の連続勤務です．そのため，**初日に入室患者の経過や治療方針を把握してしまえば，その後の勤務が非常に楽**になります．

2．引き継ぎが楽

　勤務が 1 週間連続であるため，勤務交代時の引き継ぎが非常に楽になります．引き継ぎ前より患者の背景や経過，問題点をすでに把握しているため，**自分がいなかった 12 時間に起こった変化を聞くだけ**で構いません．そのため，どんなに患者が多くても，引き継ぎに 30 分以上費やすということはほとんどありません．

3．ワントップに依存しない治療の一貫性

　1 週間の連続勤務のメリットはそれだけではありません．**チームの治療方針に（特にコンサルタントが変わらない 1 週間は）一貫性が生まれます**．

　日本でよく見られる ICU 勤務体制の一つに，それぞれの施設の集中治療部のトップが年間を通して統括する，といったものがあります．このような「ワントップ」体制のデメリットは，治療方針・運営方針がその責任者の「好み」に偏ってしまう，ということでしょう．一方，ICU 担当医を日替わりに交代させる集中治療室もあります．この場合，前述のような個人的「好み」に偏ることがなく，治療が他の医師の目に触れやすいというメリットはありますが，治療方針が日々の ICU 担当医によって異なり，一貫性がなくなる可能性があります．

　そういった点では，この「1 週間単位」というのはとても理に適っているように思います．特に，オーストラリアのコンサルタントはそれぞれが並列の関係にあり，互いを尊重しています．組織のトップだからといって，週番のコンサルタントの方針を無理やり変更させるといったことは起こりません．

　ちなみに，コンサルタントとフェロー，シニアレジストラ，ジュニアレジストラは，それぞれ 1 週間の勤務交代となる曜日が異なります．たとえば，コンサルタントとフェローは月曜日，シニアレジストラは水曜日，ジュニアレジストラは金曜日，といった感じです．そのため，チーム全員が総入れ替えとなる曜日はなく，前日までの治療の流れが誰も全くわからない，といったことを避けることができます．

4．長くても 12 時間の連続勤務

　古くから，日本の医師にとって長時間勤務は当たり前のことでした．日勤

→ 夜勤 → 日勤という 36 時間労働など普通でしたし，昨今の「働き方改革」も医療現場にどこまで浸透しているか不明です．

　一方，RCH の PICU では長くとも 12 時間が最大連続勤務時間です．前述のように引き継ぎは 30 分以内なので，勤務が終われば 30 分以内に皆帰宅します．**引き継ぎ時に新規入室があろうと，患者が急変しようと，勤務が終われば終了**です．勤務終了後も継続して働くことは許されません．

5．電話はポジションごとに一つ

　日本の病院では，個々に携帯電話や PHS が支給されることが多いと思います．病院から支給された院内 PHS に応答しないと，自分の携帯電話に自動的に転送されるといった病院もあるのではないでしょうか．

　一方，**RCH では勤務している人のみに電話を持つことが許されます**．すなわち，電話はそれぞれのポジションに支給されるのであって，個人には支給されません．勤務中には，コンサルタントはコンサルタントの電話を，フェローはフェローの電話を，レジストラはレジストラの電話を携帯し勤務します．そして，**勤務が終わると引き継ぎと同時に電話も引き継ぐため**，強制的に勤務から引き離されます．

　日本では，医師個人が重要視され，上下関係・信頼関係が大切にされ，看護師が電話する際も「〇〇先生に」電話することの方が多いと思います．しかし，オーストラリアでは，ポジションが重要視され，コンサルタント間，フェロー間，レジストラ間は並列です．そのため，個人的な「誰に」ではなく，「コンサルタント」「フェロー」「レジストラ」といった**ポジションに電話**します．

悪い点

1．体内時計が狂う

　日本はたしかに 36 時間連続勤務など普通のことですが，それでも必ず「昼間は起きて働く」ものです．どれだけ夜が忙しくとも，連続何時間勤務だろうが，昼間は必ず起きていなければなりません．すなわち，疲労は溜まれど，体内時計が狂うことはありませんでした．

　しかし，**オーストラリアでは生活リズムが滅茶苦茶**になり，日本とは違った辛さがあります．特に夜勤の連続 1 週間は，思った以上に身体に負担がかかります．もちろん夜勤明けは家に帰れますし，12 時間後の勤務まで寝ることも可能です．しかし，急に昼間に寝ろと言われても，数時間で目が覚めてしまい，なかなか休めません．勤務 5，6 日目頃になると徐々に体が慣れてきて，昼間に寝られる時間が増えてきます．が，やっと夜間に勤務，昼間に就寝という生活に身体が馴染んだ頃には，1 週間の勤務終了です．その後，通常の生活に戻るには，また数日から 1 週間かかります．治った頃に，また次の夜勤が始まる，といったことだってあります．

　地球の裏側に行って時差ぼけになり，やっと慣れた頃に日本に帰ってくる，そんな暮らしを繰り返していると言ったら伝わりやすいでしょうか．ですので，こちらでは眠剤やメラトニンといった薬を内服している医療従事者が結構います．

2．マンパワーが必要

　このような，**屋根瓦式・完全交代制を導入するためには，ある程度の人数が必要**です．1 週間の勤務の後，1 週間休みだとして単純に計算しても，14 人の ICU 医師が必要になります．RCH では，小児一般の general ICU と先天性心疾患専門の cardiac ICU の 2 つの ICU がありますので，最低でもこの倍は必要になります．年休や学会，体調不良などで人員が欠けることを考えると，必要数はさらに増えます．また，RCH では PICU のメンバーが院内急変担当や院外の搬送などを担当するので，**PICU 所属の医師は総勢 50 名近く**になります．

まとめ

　集中治療室の勤務体制は施設によってさまざまですし，それぞれでメリットとデメリットがあります．前述のシフト体制も，もちろんメリットだけではありません．しかし，小児病院の中で世界トップ 5 の一つに数えられる RCH だけあって，見習うべき点も多いと感じました．

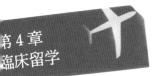

海外の電子カルテ

アメリカやオーストラリアの電子カルテ

　　私が臨床医として働いた海外はオーストラリアだけですが，アメリカでも臨床研究などで電子カルテを使用してきました．そして，偶然ですが，オハイオ留学時代，ボストン留学時代，オーストラリア留学時代と，すべて同じ電子カルテが採用されていました．

　　私は日本で 10 年以上，10 以上の病院で電子カルテを扱ってきましたが，この海外の電子カルテには，多くのメリットを感じることができました．そこで本節では，今後の日本の発展を祈り，使用経験者としてそのメリットと感想をシェアしたいと思います．

遠隔操作・データ収集

　　本節「海外の電子カルテ」で挙げる中で**最初にして最大のメリットは，病院外からでもカルテを参照・操作できること**でしょう．プライベートのパソコンであっても，セキュリティをクリアし刻々と自動的に変更されるパスワードを使用することで，病院内外どこからでも電子カルテを開くことができます．

　　日本では，麻酔の術前診察や ICU 当番の前日など，翌日担当する患者情報を把握しなければならない際，カルテを見るために病院まで出向かなければなりませんでした．祝日であろうと，外勤先からの帰宅が夜の 10 時を過ぎようと，患者の就寝時間が過ぎていようと，情報収集のためには一度は病院に行かなければなりませんでした．もちろん，患者と直接会話し診察しなければならない状況もありますが，次の勤務のための情報収集だけであればカルテ閲覧だけでことは済みます．

また，臨床研究データを収集するためにも，病院に行きカルテを開かなければなりませんでした．休日に病院に閉じこもり，朝から晩までひたすら電子カルテからデータを引き出す，といった経験のある臨床研究者の方も多いのではないでしょうか．

一方，私が経験したすべての留学先で，電子カルテは自宅からも閲覧・編集可能でした．カルテ記載内容，検査値，X 線など，すべての情報はどこからでもアクセス可能です．当然，**臨床を行う上でも膨大な時間が節約できますし，研究に関するデータ収集も自宅から行うことができます**ので家族と過ごせる時間も増えます．

オーダー

1. 持続投与薬

持続静注薬をオーダーする際，皆さんはどのようにオーダーしていますか？　日本では，私は自分で用量（mg や mcg などの dose）と容量（mL などの total volume），患者の体重から希釈方法を計算し，薬剤と溶媒の名前と量をそれぞれ打ち込みオーダーしていました．ミスを減らすために希釈方法を統一する施設もありましたが，それでもオーダーする際には決められた希釈方法を自分で打ち込みオーダーしなければなりませんでした．

しかし，Royal Children's Hospital（RCH）の電子カルテでは，**体重換算で自動計算された薬剤と希釈のオーダーをクリック一つで行うことができます**．たとえばアドレナリンの持続投与をオーダーする際，"adrenaline"と打ち込むと患者体重を元に自動的に計算された施設の希釈方法が提示されます．そのまま"accept"をクリックすると，文字通り一瞬でオーダーできます．もちろん，体重や希釈の変更（ex. 倍濃度），溶媒の変更（ex. 生食→ブドウ糖）といったカスタマイズもクリック一つで簡単に行うことが可能で，その希釈で「1 mL/h＝○○ mcg/kg/min」なのかといったことも，自動的に表示されます．

便利なのは電子カルテだけではありません．日本のシリンジポンプの多くは，レミフェンタニルやプロポフォールといった一部の薬剤を除き，「mL/

h」表示しかできないポンプを使うことが多いと思います．一方，RCHでは ほぼ**すべてのシリンジポンプにおいて，薬剤名とともに流速が（"mL/h"と ともに）"mcg/kg/min"や"mg/kg/h"で表示**されています．そのため， ベッドサイドで患者の体重と希釈方法から投与量を毎回計算する必要がな く，薬剤とその投与速度は一目瞭然です．

2．内服薬

　内服薬のオーダーも，とても簡単です．小児では体重換算で計算して処方 しなければなりませんが，日本では本やガイドラインを参照して投与量を数 字として打ち込まなければなりませんでした．しかし，RCHのオーダリング システムでは，**候補となる投与量がいくつか提示され，それらをクリックす るだけ**です．もちろん数字を変更することもできますが，初めから候補が提 示されてクリックするだけなのか，体重から計算した投与量を打ち込むのか では，**所用時間に大きな差**が生まれます．

　大した差ではないと思われる方もいらっしゃるかもしれませんが，塵も積 もれば山となります．クリックするだけのオーダーでは3秒で済む処方が， 体重を参照して自分で計算して数字を打ち込むと，10秒程度かかってしまい ます．1日20処方行うだけでも，年間で（10−3）×20×365≒14時間も節約 できます．日々忙しい臨床医にとって，このようなちょっとした差が，意外 に効いてくるんですよね．

　ちなみに，体重換算で選ぶと体格の大きな小児では成人量を超えることも あります．また，薬剤によってはある特定の投与方法が適さないケースもあ ります．そのような場合，日本では医師がオーダーしたのちに薬剤師から確 認の電話があり，ミスを防ぐような体制になっていることが多いのではない でしょうか．オーストラリアでも薬剤師が常に目を光らせていますが，そも そも「普通でない」処方に関してはオーダー時に警告メッセージが表示され るようになっています．

3．血中濃度

　バンコマイシンやゲンタマイシンなど，薬剤の血中濃度を測定しなければ ならないことは日常診療でよくあることです．これも，日本では個々の医師 が次の採血日を「忘れずに」オーダーしなければなりません．

　これに関しても，RCH の採用している電子カルテでは，**血中濃度の測定が必要な薬剤をオーダーする際には，自動的に血中濃度測定オーダーもスクリーンに表示**されます．そのため，誰かが努力してオーダーすることを覚えていなくとも，電子カルテが自動的にリマインドしてくれる，というわけです．

インターフェース

　電子カルテのインターフェースも，日本の電子カルテとは一線を画します．その例の一つが，感染症関連の情報についてです．集中治療室では，常に感染症との戦いといっても過言ではありません．しかし，個々の患者の感染症に関するデータを集めるには，大きな労力が必要です．

- ・どの抗菌薬をいつからどの位の投与量でいつまで投与され，いつから何という抗菌薬に変更されているのか．
- ・熱型はどのように推移していて，抗菌薬のタイミングとどのような関連がみられるのか．
- ・日々の白血球やプロカルシトニンといった値はどう推移しているのか．
- ・いつどの部位から培養検査を提出し，どのような結果だったのか．

といった情報をカルテから引っ張り出してまとめるのは，非常に時間がかかります．使いにくいカルテであれば，それらの情報が驚くほどバラバラに存在し，かつ時間を遡るたびに画面が数秒間フリーズしますので，一人の患者の「感染症」というたった一つの問題点を把握するだけで数十分かかることもあります．

　この点に関しても，こちらのカルテでは "fever" というタブをクリックするだけで，**感染症に関する前述の情報がすべて一画面に表示**されます．日本のカルテで情報収集に数十分から数時間かかっていた仕事が，文字通り一瞬で終わります．

　インターフェースについてもう一つ例を挙げるとすると，体液バランスの情報収集の簡便さが目を引きます．新生児や小児の心疾患患者では，特に

日々のインアウトバランスが気になります．毎時の輸液量や，尿量やドレーンからの排液量に，常に気を使わなければなりません．

　日本のカルテでもそのような重要な情報は標準装備されていることが多いですが，関係のない多くの情報と一括して表示されるため動作が鈍く，時間軸や設定を変更する度に表示に時間がかかってしまいます．一方，RCHのカルテでは，"fluid balance" というタブをクリックすると，**毎時の輸液・輸血・薬剤・希釈液・ミルク・各ドレーン・尿量など，必要な情報のみを一目で素早く確認**することができます．

カルテ記載

　新規患者の基本的な経過を把握しようと思った際，カルテをめくれどめくれど全く経過がわからない，なんてこと，ありませんか？　はじめに簡単な経過やプロブレムリストを書いてからカルテを書き始める，しっかりとした医学教育を受けた医師もいますが，当日の変化しか書き残さない医師も数多くいます（オーストラリアやアメリカにも，そのような医師はもちろん存在します）．そういった医師が担当している患者の経過や問題点を把握するのには，結構時間がかかります．

　こちらで採用されているカルテでは，患者の経過や重要な情報，プロブレムリストを打ち込む欄があり，そこに書き込まれた情報はすべて引き継ぎ用紙や回診用のカルテに自動記載されます．すなわち，**医師のカルテ記載能力に関わらず，大切な情報や問題点は自動的にカルテに転載される**，ということです．直近のカルテを一つ読むだけで，患者の経過や問題点の大筋は理解できるようになっています．

　このようなマイナーチェンジのためには，特別な機能も難しいプログラミングも不要ですし，誰でも思いつくことだと思います．そんな些細なことですが，意外と痒い所に手が届く日本の電子カルテは少ないのではないでしょうか．

まとめ

　　易操作性や医療ミスの予防，医療従事者の負担軽減は，電子カルテに求められている重要課題だと思います．そしてそれらの点では，海外で使用されているカルテは非常に優れていると感じています．

　　もちろん，メリットだけではありません．このような利便性を追求することによって，人間が「怠け者」になる可能性は十分にあります．たとえば，薬剤の希釈やガンマ計算を計算機一つですぐに計算できる人は，オーストラリアで働く医師にはあまりいないのではないでしょうか．

　　しかし，時間の節約という点では，このような優れた電子カルテシステムは臨床医・臨床研究者にとって大きな助けとなりますし，使いにくい電子カルテは日々の業務の足を大きく引っ張ります．**日々節約できるはずの何気ない数秒〜数分の積み重ねが，ただでさえ雑務の多い日本の医師の負担を無意識に増やして**います．

　　日本の電子カルテ業界は，日本語という特殊な言語を扱う小さなマーケットのため，電子カルテを扱う企業が参入したがらないのかもしれません．しかし，英語という世界の第一言語をターゲットとした電子カルテは，競争も激しいだけあって一歩先を歩んでいる印象を受けます．日本の電子カルテ業界も，ぜひとも頑張っていただきたいと思います．

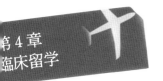

少し変だよ（?）日本人

不可解な日本人医師の行動

　　アメリカには，臨床医として働くことを夢みて，世界各国の医師が集まってきます．私も留学中，さまざまな外国人医師と出会う機会がありました．そんな彼らが，同じく臨床医としてアメリカで働く日本人医師の「ある行動」が理解できないようでした．それは，「**アメリカに臨床留学にきた日本人の多くが，アテンディングになる前に日本へ帰国する**」ということだそうです．これは，どういうことなのでしょうか．

　　前述のように，アメリカにおける臨床医は，大きく分けてレジデント，フェロー，アテンディングの3つのポジションに分けられます．通常，多くの外国人医師はアメリカでまずはレジデントとなり，最終的にはアテンディングとなることを夢見ています．なぜなら，アテンディングになってはじめて，それまで投資したお金を回収でき，ワークライフバランスのとれた理想的な生活ができるからです．逆に言えば，**アテンディングになるまでは忙しく貧乏な生活を送らなければなりません**．

アメリカでレジデントになるにはお金がかかる

　　既にご存知のとおり，アメリカで臨床医として働くことは簡単なことではありません．特に，レジデントになるためには，激しい競争に勝ち抜かなければなりません．外国人医師にとってその門は年々狭くなっているだけでなく，多大な時間と労力を使い，お金を費やさなければなりません．**USMLEの受験料や予備校，参考書だけでなく，レジデンシーへの出願や採用試験・面接に関しても，高額の費用**がかかります．ネイティブのアメリカ人でさえ，レジデントになるまでに数百万円の借金をしている人が少なくありません．

　　私がオハイオ州に研究留学していた頃，同じラボには世界各国の医師が在

籍していました．そして彼らの多くは，アメリカでレジデントになることを
目標にしていました．彼らのような海外の外国人医師（International Medi-
cal Graduates：IMGs）は，レジデントのアプリケーションとして 100 個程
度のプログラムに申し込んでおり，その中で面接を受けられるのは 2〜3 個だ
けでした．30〜80 万円の申請費用がかかり，面接の交通費や宿泊費もすべて
自費です．また，仮に面接を受けることができたとしても，その年に無事
マッチできる（採用される）とは限りません．アンマッチであれば毎年同様
に費用がかかります．

アメリカでレジデントになっても貧乏

　やっとの思いでレジデントとなっても，その給料は年間 $50,000〜$64,000
程度です[1]．「結構貰ってるではないか」と思われる方もいらっしゃるかもし
れませんが，そこは物価の高いアメリカです．また，それまでの自分に投資
してきた金額も考えなければなりません．**アメリカのレジデントの 60% 以
上が，$100,000 から $300,000 の借金を抱えて**いますし，レジデント期
間中もこの借金は増え続けます[1]．

アメリカのフェローもまだまだ貧乏

　サブスペシャリティを追求するのであれば，フェローになってさらなるト
レーニングを積む必要があります．しかし，フェローといっても，レジデン
トと比べそこまで給料は変わりません．年々少しずつ増える程度です．

　数百万円貰っていれば，貧乏ではないだろう，と思われる方，やはり多い
のではないでしょうか．私もそう思っていました．しかし，たとえば，カリ
フォルニアでは，年収 $97,200（約 1,000 万円）以下は医療保険で政府から補
助が出ます[2]．すなわち，**年収 1,000 万円は，補助が必要な「貧乏」に分類**
されるということなのですね（泣）．

アメリカのアテンディングは超リッチ

　そんな借金地獄のレジデントやフェローと異なり，**アテンディングになると給料は一気に跳ね上がります**．2018 年の報告[3]を参考にしますと，形成外科や整形外科では $500,000 程度，最も低いとされる家庭医であっても $200,000，平均で $299,000 とされています．アメリカのレジデントやフェロー時代と比較しても，日本の指導医（勤務医）と比較しても，3〜7 倍程度の給料になっています．**それまで投資した金額を回収できるだけなく，数倍になって返ってくる**ということですね．だから皆，頑張るのです．だから皆，アメリカに来るのです．

　このように，アメリカにおける臨床医としての人生は，レジデントからアテンディングまで線となって繋がっており，アテンディングクラスになってはじめてこれまでの努力が報われるといっても過言ではありません．実際，日本人以外の外国人医師が臨床医として渡米する理由の第一に，金銭面が挙げられます．

　私がオハイオ州に研究留学していた頃の同僚たちの出身国はさまざまでした．たとえば，ベネズエラ，エルサルバドル，コロンビア，シリア，ウルグアイ，中国，インド，韓国……などなど．そして必ず，**「お前の日本での給料はどのくらいなのか」**と質問してきました．彼らの多くは，母国での医師生活が（労働的にも給料的にも）苦しいといった理由で，渡米していました．要するに，彼らはアメリカでレジデントとなり，将来アテンディングとなる「アメリカン・ドリーム」を夢みているわけです．そのような社会的背景を持つ彼らにしてみれば，「なぜ世界中でもトップレベルの裕福さを持つ国と考えられている日本人が，わざわざアメリカに来るんだ？」ということなのですね．

日本人はアテンディングになる前に帰国する

　もちろん，レジデントやフェローの後も現地に残って奮闘している日本人医師もたくさんいます．しかし，日本人以外の外国人医師と比べ，**多くの日本人医師がレジデントやフェローといった研修後に日本に帰国**しています．

　パートナーの仕事，子供の教育，親の年齢，日本食の魅力，医療を受ける側としての利点など，やはり日本での生活は魅力的な部分が数多くあります．留学当時には自分の目標のみを追い求めることができても，年や状況とともにそれが許されなくなってきます．

　しかし，母国での生活が苦しくてアメリカに来ている人たちは，当たり前ですが，レジデントやフェローが終わってもアメリカに残ります．むしろ，そこで帰ってしまっては，それまで投資してきた多額のお金が無駄になることを意味しています．私が出会った外国人医師たちは，**やっとこれから，という時に帰国してしまう日本人が理解できない**ようでした．

おわりに

　留学を目指す多くの日本人医師が，「医師としての高みを目指して」海外を経験しようとしています．そして，そこに金銭的な評価基準を持ち合わせない人も数多くいます．ある意味，医師として「高尚な」志望動機をもち，ある意味「ボンボン」な国・家庭で育った日本人ならではの，「ここが変」な点を述べました．

参考資料

1. 〈https://www.boardvitals.com/blog/2017-resident-salary/〉
2. 〈https://www.healthforcalifornia.com/covered-california/income-limits〉
3. 〈https://www.beckershospitalreview.com/compensation-issues/29-statistics-on-annual-physician-compensation-by-specialty.html〉

COLUMN

オーストラリアの看護師ができること，できないこと

　留学中は，オーストラリアの小児病院の Pediatric Intensive Care Unit（PICU）で勤務しており，小児心臓術後患者を主に診ていました．一方，渡豪前は日本の大学病院で小児心臓麻酔と術後管理に関わっていました．

　同じような疾患を対象とした仕事ですが，日豪で色々と異なる点を感じることがありました．本コラムではその中でも，（医師の視点で私が驚いた）オーストラリアの看護師の医療行為について述べたいと思います．

バッグ換気と吸痰

　オーストラリアに来てまず驚いたのは，小児心臓麻酔術後の人工呼吸患者に対し，看護師だけでバッグによるマニュアル換気と吸痰を行っていることです．

　小児心臓術後は，体循環と肺循環が並行である患者や，直列循環であっても肺高血圧がある患者が数多くいます．換気による酸素・二酸化炭素の変化や吸痰による刺激により，低酸素血症やショック，肺高血圧クリーゼが引き起こされ，死に直結します．そのため日本（の私がいた施設）では，小児心臓術後患者の吸痰時には医師がジャクソンリースなどで個々の疾患に合わせた「適切な」換気を行い，その間に看護師が手早く吸痰を行っていました．私の場合，小児心臓外科患者のバッグ換気を一人で行うことが許されたのは，医師8年目くらいだったでしょうか．そのくらい，ハードルの高いものです．

　一方 RCH では，看護師自ら人工呼吸器からバッグ換気に変更し，看護師同士で吸痰を行っています．ジャクソンリースに圧モニターを装着し，気道内圧はチェックし過度の陽圧にならないよう気をつけているようですが，はじめは相当驚きました．

鎮静・鎮痛薬の追加

　これも勤務初日にして衝撃的でしたが，RCH では鎮静・鎮痛薬を看護師が自己判断で追加投与しています．たとえば，フェンタニルやモルヒネなどの麻薬やクロニジン，ミ

ダゾラム，アセトアミノフェンといった鎮静・鎮痛薬を，医師から許された量・回数内であればいつでも投与を行うことができます．

「なんだ．医師が量・回数を指定しているではないか」と思われるかもしれません．しかし，たとえば 3 種類の薬をそれぞれ 6 時間以上あければ使って良いとすると，1 日に合計 12 回ボーラス投与が自己判断で可能になります．これは，大変な量です．

私が知る限り，日本では上記のような薬は，毎回医師の許可・オーダーの元，投与されていると思います．たとえば，教科書にはミダゾラムの投与量は 0.1〜0.2 mg/kg と書いていますが，その通り投与すると，小児心臓患者で不安定な血行動態がある患者では死に至りかねません．そんな薬の投与を，医師自ら患者の状態を見ずに投与を許可することは，日本ではありえません．

もちろん，オーストラリアの看護師もその副作用は熟知しているため，血行動態の不安定な患者ではその使用を控えています．ただし，その判断も看護師に委ねられますので，担当看護師のレベルに大きく作用されます．

そして，極めつけは筋弛緩薬です．RCH では，（もちろん人工呼吸患者に対してですが）**筋弛緩薬さえも必要に応じて看護師が投与**します．挿管チューブの固定テープの貼り替え（私がいた日本の施設では，小児人工呼吸患者のテープ貼り替えも医師の仕事でした）の際も，看護師が筋弛緩薬を投与し，安全を確保しテープを貼り替えます．（※ただし，テープの貼り替え時には事故抜管の可能性があるため，「今から貼り替えるからね［＝抜管しちゃったら再挿管してね］」と医師に一言声をかけてくれることが多いです．）

カテコラミンの調整

麻酔薬の次は，血管作動薬です．カテコラミンさえも，看護師が調節できます．もちろん，カテコラミンの使い方なんて，医師の間でもかなり個人差・好き嫌いがありますよね．ですので，勤務開始の回診時にはあらかじめどのカテコラミンから減らして欲しいのか，血圧が低くなったらどのカテコラミンを増やして欲しいのかを医師サイドから伝えておきます．そして，その指示範囲内であれば，看護師が血管作動薬の増減を自己判断で行うことができます．

人工呼吸器の調整

人工呼吸器のウィーニングも看護師が行うことができます．サポート圧や PEEP の調整といったシンプルなものだけでなく，吸気時間やトリガー，サイクルオフ時間なども，レベルの高い看護師であれば勝手に調節してくれます．

ちなみに，看護師がしてくれないことも

オーストラリアの看護師ができること，してくれることが非常に多い一方で，してくれないこともあります．**日本の臨床に慣れた私が最も驚いた，オーストラリアの看護師が「してくれない」こと，それはラインの準備・手伝い**です．

日本であれば，動脈ラインや静脈ラインの挿入時は看護師が手伝ってくれます．「先生，ラインとってください」と言われて行けば，物品の用意はすべて整っている．挙句に，穿刺時には腕や足を動かないように固定してくれますし，確保できるまで，繋ぐラインを持って医師の横で立って待っています．

一方，オーストラリアの看護師は全く手伝ってくれません．もちろん，頼めば手足を押さえてくれますし，お願いすればラインを繋ぐもの手伝ってくれます．しかし，何も言わなければ，自分ですべての物品を倉庫からかき集め，消毒薬やラインの準備を行い，穿刺し，ラインをつなぎ，テープで固定するまで一人でやらなければなりません．これ，特に小児ではかなり大変です．

まとめ

前述のようなオーストラリアの看護師の医療行為が，日本と比べて良いのか悪いのかはわかりません．実際，「よく勉強しているなぁ」と感心する看護師もいますが，「無茶苦茶やっているな」と思う看護師もいます．

それでも，RCH が世界有数の症例数とアウトカムを叩き出していることを考えると，このようなスタンスも「あり」なのかもしれません．もしそうだとすると，私たちが日本でやっていたことは，無駄に医師に依存し過ぎており，不必要に細か過ぎるのかもしれません．

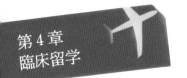

理想の医師像と評価基準
～日豪の違い～

（古き良き？）日本の医師像: 聖職者としての医師

　　近年，臨床や研究だけでなく，医療システムや医療従事者の生活様式まで，日本の医療界のあらゆるものが，欧米諸国を見本としています．理想の医師像として求められるものに関しても，何かと北米や欧州，豪州といった国々を真似ようとしているわけですが，そのためにはその違いを理解しなければなりません．そこで本節では，医師のスタンスやどのような医師が評価されるのかについて，日豪の違いに焦点を当てて考えてみたいと思います．

　　オーストラリアでの臨床医のスタンスをみる前に，日本での（伝統的な）働き方からみてみましょう．日本では，古くから医師は，

> ・できる限り病院に残って働く．
> ・患者のためなら何時でも駆けつける．
> ・上司よりも先に帰らない．
> ・やる気は時間外労働で示す．

といった働き方が理想的とされてきました．私はハーバード大学院在籍中，倫理の授業でこのテーマを扱って最終試験となるペーパーを書いたので少々詳しいのですが，これは**医師が「聖職者」や「修道士（monk）」としてのスタンスであることを前提に，日本特有の価値観を上乗せした考え方である**ことを示しています．すなわち，このようなプライベートを削って「赤ひげ」のような医師であることが，古くから日本の理想的な医師像とされてきました．

「頑張っている＝真面目に働く」である日本

　日本でも海外同様，「頑張っている」「努力している」ことが大切ですが，前述のような価値観から，日本では「頑張っている」ことと，「真面目に働いている」ことは，かなり近い意味で捉えられています．

　近年，働き方改革により常識はずれな時間外労働や連続勤務には監査が入るようになりましたが，価値観というのはそう簡単には変えることはできません．**頑張っていることと真面目に働くこととがほぼ同義である日本**では，できる限り**長く親身にベッドサイドで患者のことを診ている医師が最も評価**されてきました．

オーストラリアでは勤務が終わればさっさと帰る

　オーストラリアでは厳密に勤務か勤務外か分けられていますので，**勤務が終われば帰宅しなければなりません**．こちらでは，労働者の健康を守り，翌日の勤務に影響がでないように労働環境について法律で細かく管理されており，違反した場合には雇用主に厳しい罰則が課せられます．そのため，**やる気のある人は残って仕事をしても良いわけではないですし，重症患者がいても患者を診る義理もなければ権利さえもありません**．看護師も，勤務が終了した医師には全く指示を仰ぎません．

　ここで，私の経験をご紹介しましょう．ある日，引き継ぎ時に状態の悪い患者がいました．なかなか状況が改善せず，ずるずるとその場に残って患者を診ていました．日本では当たり前のことですし，むしろそうすることの方が良いことと捉えられます．しかし，これが思いもよらぬ結果を引き起こしました．

　一つは，勤務中の他の医師の機嫌が悪くなったことです．おそらく，自分で重要患者を診て指示を出したかったのでしょう．立場が上の私がいるせいで，口出しできないことに不満をもったのだと思います．もう一つは，私が上司から注意されたことです．次の日も勤務がある私がその場に残ることは，次の日に影響が出る可能性を示唆してしまいます．たとえ「私は大丈夫

だ」「明日には何の影響も残しません」と言い張ったところで，**研究で「悪影響あり」と示され，法律で決められた以上，時間外に勝手に労働し居残ることは良いことでも自由なことでもなく，れっきとした「悪」**なんですね．

努力は実績で表現するオーストラリア

　前述の通り，日本では真面目に働くことが頑張って努力していることであり，大切な評価項目になります．一方で，**オーストラリアでは働くことと努力していることは同義ではありません．そのような努力は，実績で示さなければなりません．**

　実績の一つは，資格です．たとえば，日本には日本周術期経食道心エコー（JB-POT）認定試験という試験がありますが，その資格の有無に関わらず麻酔科医であれば心臓麻酔時に経食道心エコーを行いますし，集中治療室でもそのような資格のない集中治療医が（心臓に限らず）超音波検査を行い治療方針を決定することがあると思います．

　一方で，私が勤務したオーストラリアの病院では，超音波検査も資格がないとその検査結果は正式なものとして認められません．術中もわざわざ資格を保持した循環器内科医が心エコーのために手術室まで来ますし，集中治療室でも胸水の有無を確かめるためだけでも技師が超音波検査を施行し放射線科医がレポートを残します．資格のない人が自分で行った超音波検査を元に治療方針を決定してはならないのです．そのため，同じ集中治療医であっても**それらの資格を有している人は「公式」にできる仕事が増え，重宝される**わけです．

　もちろん，**研究も実績**の一つです．日本では，臨床医が研究をプラスで行ったところで，それがポジションや給料に関わることはほとんどありません．あえて挙げるならば，大学の教授といった限られた組織のごく一部のポジションを決める際に役立つだけです．

　それに対し，オーストラリアに限らず医療において世界をリードする国々では，研究を行い論文を書くことは臨床医であっても非常に大切なことであると認知されています．**組織のトップに限らず，組織に採用されそれぞれの**

階級に昇進するために実績が必要となるため，医師は研究にも時間を費やし業績を上げる努力を日々しています．

　また，**博士や修士といった肩書きも「実績」として大きな意味をもちます**．そもそもアメリカやオーストラリアではそれらの学位を取得することがかなり大変であることに加え，研究に対するリスペクトが非常に大きいのが特徴です．執筆した論文数やジャーナルの格だけでなく，**博士や修士をもっているということは，研究者としてだけではなく臨床医としてのポジションに大きく影響を与えます**．

オーストラリアの医師像とキャリアパス

　私がオーストラリアでレジストラとして勤務していた頃は１週間働けば１週間休みでしたし，フェローとしては勤務していた頃は１週間働いた後（１週間のノンクリニカルウィークという研究や教育などの自己研鑽期間を挟んで）１週間休みでした．

　この休みの１週間は，何をやっても構いません．休みを家族と過ごしても良いですし，自分の医師としてのスキルアップに費やしても良いのです．患者を診ること，臨床医として**現場で「働く」ことの他にも臨床医としてすべきことがあるのでそれを磨きなさい**，というのがオーストラリアのスタンスです．

　現場で働くことがすべてではないため，体力が落ち始める30歳代，40歳代を過ぎても，まだまだ医師としてやるべきことは多く，目指すべき姿は高いと言えます．一方で，**頑張って毎日必死に働いていれば認められる日本とは異なり，それなりの実績を残していかなれば評価もされませんし**，ある程度のポジションを得ることもできません．オーストラリアは，医師の休みが多いことで有名ですが，彼らは意外と（？）このプライベートの時間を削って医師としての自己研鑽に励んでいます．すなわち，患者のために奉仕する修道士としての医師像ではなく，ある程度**自分の価値を高めて自身を売り込む，競争社会に生きる人としての医師像**を求めなければなりません．

日本のスタイルは悪いのか

　　現在，働き方改革という名のもとに，これまでの悲惨な日本の医師の勤務実態にメスが入りつつあります．医師も一人の人間であるため，最低限人間らしい生活を送らなければなりません．しかし，**果たして欧米のスタイルをどこまで真似る必要があるのでしょうか**．

　　私が留学していたハーバード大学院には，医療従事者に限らず世界中から熱い想いを持った若者が集まっていました．ある日，日本の医療の現状について議論したことがありました．すなわち，医師として36時間連続勤務もありますし，月に半分以上は家に帰れない医師もいることも伝え，どのように感じるかを聞いてみたのです．予想通り，ほとんどの友人は「可哀想」「人間の生活ではない」といった声とともに，「精神的にも肉体的にも疲労した状況で正しい処置や判断が下せるとは思えない」「患者に害が及ぶ」といった意見が大多数でした．そこで私は尋ねました．

・「あなたの家族が手術を受け，術中に合併症を起こし危険な状態になり，術後集中治療室に入室したときのことを考えて欲しい．術中からあなたの家族を管理していた麻酔科医が，術後も帰らず集中治療室のベッドサイドで徹夜で管理している姿を見て，どう思うか」

・「次の日も仕事があるのに残って必死で看病し，翌日の仕事に影響が及ぶかもしれない医師を見て，馬鹿だな，医師として失格だと思うのか．それとも，自分の家族をそこまで診てくれて嬉しいと思うのか」

　　すると，皆口を揃えて「嬉しい」と言うのです．ハーバードまで行って，予後というものを数値化し研究で推し測ることを是としている人たちが，自分や家族のことになると葛藤を覚えたわけです．

　　医師が相手にするのは人間です．病気単体ではありません．**予後を最大限良くすることへの努力は必要ですが，人間（患者）としての満足度はそれに負けず劣らず重要なポイント**になります．

まとめ

　本節では，昨今話題となっている「医師の働き方」を考える上で大切となる，日本とオーストラリアにおける医師の評価基準やスタンスの相違点について解説しました．違いは多々ありますが，何が正しいのかの判断は難しいですよね．それぞれ，その環境や価値観に適した答えを自分なりに見つけるしかありません．私の思想を押し付けることはもっての外ですが，私の経験をシェアすることで，外の世界を見て自分で考えたいと思う人の手助けができれば，これ以上の幸せはありません．

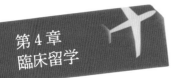

日本と海外における医師の序列

日本の医師と序列

　留学を経験することで得られることは，臨床医としてのスキルや知識だけではありません．日本と海外の組織内の構図の違いとそれぞれの特徴を感じることもできます．本節では海外の組織や医師の序列を紹介したいと思いますが，その前に，まずは日本のケースを考えてみたいと思います．

1. トップダウン

　日本の大学病院といった大きな組織は，「白い巨塔」で知られるように，病院長や教授からのトップダウンで運営されています．昔のような，教授の一存で生活が一変するような事態は近年ほとんど見られなくなりましたが，それでも病院長や教授の意図に沿わない方向性に教室が向かうことはありません．さまざまな意思決定を必要とする場面において，**組織のトップが強大な権力**を握っています．

　メリットとしては，組織としての統率を取りやすく，意思決定が早いことでしょう．革命的な計画や戦略であっても，トップの決断一つで方向転換が可能になります．一方，時にディスカッションが行われにくい危険もあります．特に物事を決断する際の判断材料となるような現場の情報が上層部に伝達していない場合には，思わぬ方向に向かってしまうこともあり得ます．

2. 年功序列

　日本では年齢や学年というものが非常に重要視されます．すなわち，「卒後何年目」というものが大切であり，基本的には学年とともに立場が上がっていきます．

　年功序列制度は，特に日本の医学界では大切にされています．日本の医学生は，多くの他の学部と異なり6年間も同じ大学に通います．部活に所属する人も多く，それぞれの部活には学年に基づいた強い上下関係が存在しま

す.「○○（競技）が強いから」「人一倍努力しているから」といって，先輩にタメ口を使って良いわけではありません.

　そのような上下関係は卒業後も続きます．医師になった後も，母校の大学病院やその関連病院において学生時代の先輩・後輩と一緒に働くことは少なくありません．**学生時代に培われた人間関係は，社会人になって突如消えるわけもありません**．数十年ぶりに会った部活の先輩であっても，直立不動で挨拶してしまう人も少なくないのではないでしょうか.

　このような医学部特有の事情も絡み，年功序列というのは医学界では重要視されます．教授選といった組織のトップを選定するような場合には選考時に実績が考慮されることもありますが，組織内のそれより下位のポジションは学年に基づいて与えられます．そこでは仮に「実績や努力を加味」することはあっても「実績や努力を元に」役職を与えることは稀です.

　たとえば，病院のホームページをご覧になってください．スタッフ紹介の欄で，それぞれの医師に「○○年度卒」が併記されていることが多いことに気づきます．それ自体，**いかに学年が重要視されているかを表していると同時に，多くの場合，ポジションがその学年順に並んでいることに気がつくは**ずです．他にも，若い教授が選考された場合，組織の統率を図るため，教授よりも学年が上の医師はすべて関連病院へ異動になる，といったことは，よくある話です.

　ちなみに，留学帰りの人の中には，この年功序列を嫌う人がいます．詳細は後述しますが，海外では実績と努力によってポジションが決定します．留学経験者の多くは，自身の努力で道を切り拓いてきたという自負が大きく，帰国時のポジションが学年によって決定されるのが許せないのでしょう.

3. 立場により使い分けが必要な日本語

　日本は非常に礼儀正しい文化を持っており，尊敬語・謙譲語・丁寧語といった言語を立場によって使い分けなければなりません．**立場をわきまえそれらを適切に使用できることが「大人としてのマナー」であり，教養ある人間に必要な条件**として捉えられます.

　日本特有の言語の使い分けをするためには，この「立場」というものを理

解しておかなければなりません．すなわち，自分と相手の立場の違いがわからなければ，適切な日本語は使えません．学年や年齢というのは簡単に立場を判断する一つの材料になるため，**年功序列制度は日本語とも密接な関係にあります**．

　また，前述のように医学界では医学部時代の上下関係が医師になった後もそのまま続きます．学生時代に **1 学年しか違わなかったとしても，上は上，下は下**，という世界で生きています．社会人になって仮に立場が変わった（ポジションの上下関係が逆転した）からといって，学生時代の先輩に向かって尊敬語を使わなくなるでしょうか．もしかしたらそういうことができる人もいるかもしれませんが，おそらく日本ではあまり好かれないでしょう．

4．居心地は良いが競争は少ない

　前述のような年功序列システムだけでなく，日本では医師免許を保持していれば職に困ることはありません．真面目に働いてさえいれば，自ずとポジションも上がっていきます．他の医師との差別化を図る必要もないため，**競争も少なく個々の精神衛生は比較的安定しやすい**といえるでしょう．

　また，日本では時に平等であることが重要視されます．特に大きな組織になればなるほど，ある個人のみを優遇することで他からの不満が噴出し，組織全体の統率がとれなくなる危険を嫌います．他の医師との差別化を図らずとも年齢とともにある程度のポジションに上がれることや，**資格や研究業績といった実績が考慮されることもないため，そちらに労力を割く医師は自然と少なく**なり，競争は起こりにくくなります．

オーストラリア（＋アメリカ）の医師と序列

1．序列を越えたディスカッション

　オーストラリアやアメリカでは，さまざまな問題点に対して頻繁にミーティングが開かれ，ディスカッションが行われています．中には上層部だけで行われるミーティングや，下層部を含めたミーティングなど，さまざまな形態がありますが，**どれも熱い議論が繰り広げられます**．言い争いを好まず，組織のトップが総合的に判断し決定していく日本とは対照的です．

　また，オーストラリアでは，院内で行われるさまざまなミーティングにおいて，トップ抜きで多くの事項が話し合われ決定されていくことも少なくありません．もちろん最終的には組織のトップがどこかで承認しているのでしょうが，日本と比較しトップ以外の個々の医師の発言権や決定力の大きさには驚きました．

　メリットは，さまざまな意見が取り入れられ，より良いものになることでしょう．3人いれば文殊の知恵ですので，多ければそれだけ良いものが生まれる可能性は高くなります．また，**現場の意見が尊重されやすくなり，職員の満足度は高くな**ります．デメリットとしては，組織としての統率が取りにくくなることでしょう．皆好き放題意見を言いますので，自己中心的な人が多いと組織が空中崩壊してしまいます．

2．ポジション＞年齢・学年

　オーストラリアでは，ポジションが非常に大切にされます．そして，その**ポジションは年齢や学年とは切り離されて与えられます**．たとえば，オーストラリアでは，上から順に，コンサルタント・フェロー・（シニア＆ジュニア）レジストラ・レジデント，といった階級が存在します．しかし，医師免許を取得し医師として働き続ければ，自動的にそのポジションが上がっていくわけではありません．実績や評価（これが時にブラックボックスなので怖い）を元に，ポジションが与えられます．そこに卒後〇〇年，〇〇歳といった判断材料はありません．病院のホームページを見ても，医師の卒業年度の記載はどこにもありません．

　そして，それらの**ポジションの縦社会が非常にはっきり**しています．フェローであればコンサルタントに逆らえませんし，レジストラはフェローの，ジュニアレジストラはシニアレジストラの言うことを聞かなければなりません．もちろん，ディスカッション社会なので「意見」することは自由ですが，その時々での最終判断はその場のポジション的な上司（コンサルタントがいればコンサルタント，いなければフェロー）の言う通りにしなければなりません．繰り返しになりますが，ここに学年や年齢は関与しません．

　面白いのは，ポジション間の序列ははっきりしていますが，その**ポジション内は権力がほぼ一列**ということです．組織内での意思決定時にも，臨床業

務での現場の方針に関しても，彼ら彼女らのポジションによってその権限が決まります．コンサルタント同士やフェロー同士といった同じポジションの医師であれば，年齢関係なく同じ権力や決定権を持ちます．日本のように，同じポジションであっても卒年度の差により細かく上下関係が暗黙の了解として決まっていることもありません．

　Royal Children's Hospital の PICU は少し特殊な組織で，フェローとレジストラは半年毎に入れ替わります．そして，前タームでフェローだった人が，今タームでレジストラに「格下げ」されることはよくあることです．フェローがコンサルタントになるための自己アピールのチャンスであることや，いろんな人にその機会を与えるといった目的のためですが，年功序列で育った純日本人の私としては，そのようなポジションの逆転に最初は戸惑いを感じました．

　しかし，周囲の「受入れの早さ」にはさらに驚かされました．すなわち，前タームで自分より上司だった人物が，今タームで自分より部下になった場合でも，指揮系統としてそのシステムに素直に従うんですね．「俺はこいつよりデキる」と内心は思っていても，ポジションの違いには従わなければならず，皆それを当たり前に捉えています．

　逆に言えば，ポジションさえ上であれば，その人の言うことを聞かなければなりません．たとえ，それが昨日の部下であっても，自分は自国の指導医で相手は専門医でさえなくても，相手が一回り年下であっても，自分より上のポジションであれば基本的にはその人に従わなければなりません．繰り返しますが，それを当然のように行っているオーストラリア人を見ると，文化の違いをひしひしと感じました．

3．ポジションが変わっても言葉遣いは変わらない英語

　日本では，年齢や卒後年数が異なれば敬語を使わなければなりません．そのため，日々の生活でも敬語は必須ですし，前述の通りそれを扱えない人間は大人としてのマナーが欠けていると判断されます．ポジションが変わったからといって敬語を使わなくなると，一気に嫌な印象を与えてしまいます．

　一方，英語には日本語のような難しい敬語といった文法がほとんどありま

せん．そのため，**ポジションによって言葉を使い分ける必要はありませんし，ポジションが逆転しても話し方を変更する必要はありません**．

4．モチベーションが上がる

　このような年齢や学年と関係なく，**努力と実績によって評価されポジションが与えられるシステムの最も良い点は，個々のモチベーションにつながる**ことでしょう．頑張った分だけ評価され，形として与えられるのは思った以上に嬉しいものです．私の場合も，何を評価されたのかわかりませんが，渡豪後半年で昇進した時には，とても感動したのを覚えています．年齢と学年が最も大切な日本ではまず味わえない経験でしたから．

5．時に不明瞭な評価も

　オーストラリアでは，基本的には努力は実績により評価されますが，難しいのは時に不明瞭な評価基準も存在することです．もちろん，**論文数や資格といった目に見える評価基準**もありますが，**上司・同僚・部下との人間関係や看護師に対する態度など，随時聞き取り調査が行われており，目に見えない評価も関与**してきます．そのため，本人としては全く理解ができないところで低評価が下され，昇進できない医師もいます．そのような場合，逆にモチベーションの低下に繋がってしまいかねません．

6．競争が激しい

　もちろん選択する科にもよりますが，それなりの規模の病院でそれなりのポジションを得るには，それ相応の努力が必要です．論文数，博士や修士といった肩書き，2つ以上の専門医資格，超音波などのサブスペシャルライセンスといった「実績」を積み重ねるため，**日々努力しなければなりません**．医師になったのち，雇用されたのち，専門医になった後であっても，努力をし続けなければなりません．**人によっては，精神的な疲労を生み出してしまうかもしれません**．

まとめ

　このように，日本とオーストラリアやアメリカでは，組織の形態や医師の序列が大きく異なります．これには，人々の考え方・価値観の違いや言語の

違いといった要素が関わってくることを解説しました．そのため，仮にどちらかが見習う点があったとしても，安易に導入できるほど単純なことではありません．それでも，患者や医療従事者に益をもたらすためには，日本と海外の組織双方の良い点を組み合わせ，より良い組織を作り上げていけたら良いですね．

あ と が き

　理想の医師像は，どのような姿なのでしょうか．患者の手を握ってくれれば間違った医療をしても許されるのでしょうか．逆に，疫学的・統計学的に「正しい」研究の研究結果を取り入れることが，現場で本当に正しい選択なのでしょうか．

　医師個人の犠牲の上に成り立ってきた日本の医療は崩壊寸前です．現在，政府や病院経営者が必死で立て直しを図っています．しかし，働き方改革がどんな医師を生み出すのか未知です．経営側・政策者側に立てばボトムアップが大切ですし，医師や病院によって差のない医療を提供しなければなりません．一方，このような方針が，（特に優秀な）医師個人の「質」や「やる気」を落とすことだって十分あり得ます．数年後には日本人医師の個々の資質は地に落ちているかもしれません．

　それでも人は皆，好き放題言います．そんな時，私は経験談に基づいていない意見には懐疑的です．「大学なんて行く意味はない」「医局制度は悪」としばしば聞きますが，それを語っている人の多くは医局人事に乗ったことのない人です．「日本の医療は世界トップレベル」「日本人は世界中で最も勤勉」と聞きますが，海外を見ずしてそう言っている人に説得力はありません．

　私はこれまで，理想の医師像を追い求めるためにさまざまな経験をしてきました．大学では助かる症例があると聞けば，縁も所縁もなかった大学に勉強しに行きました．独りよがりの医療にならず「正しい」医療が何か知るには臨床研究を学んだ方が良いとなれば，ハーバード大学院まで行って疫学と統計の勉強をしました．尊敬する臨床医が「オーストラリアでの臨床留学は今の自分の礎」だと言えば，私もその施設で学ぶことにしました．

　そして，多くを経験すればするほど，正しいことなんて一握りもないことがわかります．誰かが主張するほぼすべての事象は，ある一側面において正しいだけに過ぎません．自分の常識は他人の非常識，医療従事者の常識は非医療従事者の非常識，日本の常識は海外の非常識です．

　私など，本当に大したことはありません．世界を見れば見るほど，日本人を含め私と同年代，または私より若くして桁違いに活躍している人がたくさんいることに気づきます．しかし，そんな私でも，何か貢献できることがあるはずです．毎回多くの壁にぶつかってきた私の経験をシェアすることで，他の誰かが私より短時間で効率よく，より少ない労力で次のステップに行けるかもしれません．

　是非とも私の経験を踏み台に，新たな世界に飛び込み，切り開いてください．皆様のご活躍を心より応援しています．

　Good luck !!

著者略歴

岡山大学病院麻酔科蘇生科助教．東北大学医学部医学科を卒業し，福岡県麻生飯塚病院で初期研修・麻酔専攻医として修練．岡山大学麻酔科蘇生科に入局後，米国の The Ohio State University Wexner Medical Center に研究留学．帰国後，吉田育英会派遣留学プログラム奨学生に選ばれ，再渡米し Harvard T.H. Chan School of Public Health（HSPH）で公衆衛生学修士を取得した．日本では小児心臓麻酔を専攻後，渡豪し The Royal Children's Hospital（RCH）の小児集中治療科で臨床留学も経験．これまでの留学やコネクションを生かし，各留学施設や Massachusetts Institute of Technology の活動や共同研究に従事し，論文を執筆している．「シェアする挑戦者 ＜https://mmbiostats.com＞」「コホルツ論文セレクション ＜https://mmpicu.com＞」管理人．

資格等：麻酔専門医・指導医，集中治療専門医，公衆衛生学修士（Harvard T.H. Chan School of Public Health），アメリカ医師国家資格（ECFMG certification），吉田育英会派遣留学プログラム奨学生

絶対にあきらめない医学留学
— 医師のための研究留学，大学院留学，臨床留学 ⓒ

発　行	2021 年 8 月 10 日　1 版 1 刷
	2023 年 9 月 20 日　1 版 2 刷
著　者	木　村　　聡
発行者	株式会社　中外医学社
	代表取締役　青　木　　滋
	〒 162-0805　東京都新宿区矢来町 62
	電　話　（03）3268-2701（代）
	振替口座　00190-1-98814 番

印刷・製本／三報社印刷㈱　　　　　　　〈HI・YK〉
ISBN978-4-498-14800-0　　　　　　　Printed in Japan